中国传统保健功法

主编

刘明军　张欣

U0334761

中国中医药出版社

·北京·

图书在版编目（ＣＩＰ）数据

中国传统保健功法 / 刘明军，张欣主编 . — 北京：
中国中医药出版社，2020.12
ISBN 978-7-5132-6408-2

Ⅰ . ①中… Ⅱ . ①刘… ②张… Ⅲ . ①保健 – 功法（武
术）Ⅳ . ① R161.1
中国版本图书馆 CIP 数据核字 (2020) 第 174095 号

中国中医药出版社出版
北京经济技术开发区科创十三街 31 号院二区 8 号楼
邮政编码　100176
传真　010-64405721
河北省武强县画业有限责任公司印刷
各地新华书店经销

开本 880x1230　1/32　印张 4.5　字数 71 千字
2020 年 12 月第 1 版　2020 年 12 月第 1 次印刷
书号　ISBN 978-7-5132-6408-2

定价　45.00 元
网址　www.cptcm.com

社 长 热 线　010-64405720
购 书 热 线　010-89535836
维 权 打 假　010-64405753

微信服务号　zgzyycbs
微商城网址　https://kdt.im/LIdUGr
官 方 微 博　http://e.weibo.com/cptcm
天猫旗舰店网址　https://zgzyycbs.tmall.com

中国传统保健功法

主　编　刘明军　张　欣

副主编　陈邵涛　仲崇文　张晓林　姚兰英

编　委（按姓氏笔画排序）

于　航　马德慧　太宇星　田红莹　毕卓晖

吕文会　刘辉辉　张　龙　张　盼　赵春强

高天姣　徐　月　韩怡然　鄢明慧　裴诺欣

目 录

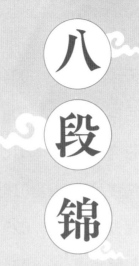

八段锦

● 八段锦是中国古代发明的一种健身方法。古人为了彰显此功法之珍贵，将八段锦功法喻为像精美的丝绸锦缎一样宝贵。

● 八段锦每节动作的设计，都是针对一定的脏腑或病证的保健与治疗需要，以肢体动作练习为主，配合呼吸。锻炼时动作宜柔和、舒缓，呼吸要均匀细长。

● 该功法具有调理经络脏腑、活血行气、柔筋健骨、养气壮力等功效，运动量恰到好处，既能达到强健身心的效果，又不会感到疲劳，非常适合普通人群练习。

预备姿势

两脚并拢，两眼平视前方，两臂自然下垂于体侧。全身放松，舌尖轻抵上腭，然后意念集中于丹田，把呼吸调匀。

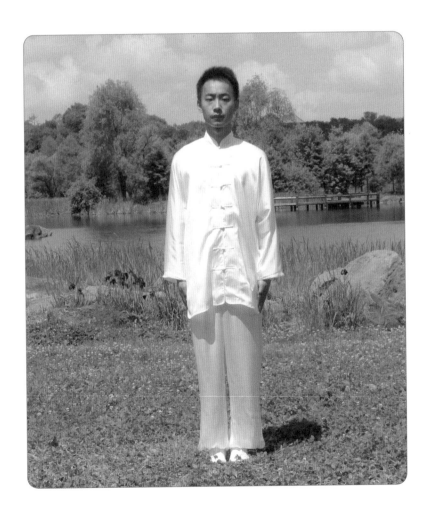

示范动作

第一势　双手托天理三焦

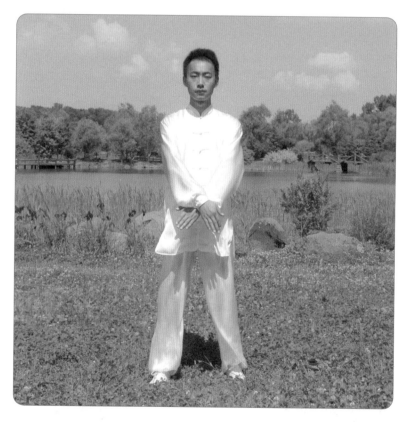

1 左脚向左跨一步，比肩略宽，双手于体前交叠。

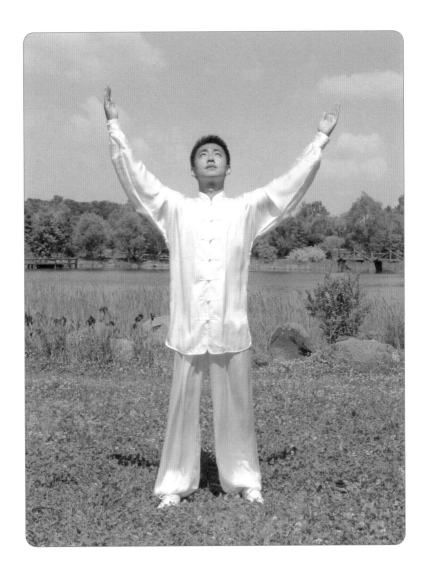

② 沿中线上举至头顶上方，眼视双手，双手向左右
　 分开，掌心向上。

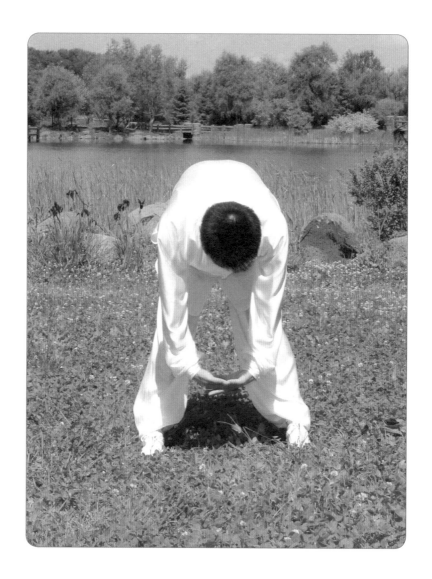

❸ 上体前俯，掌心朝下，双手合抱于两脚中间。双
   手交叉以后慢慢的向上提起。

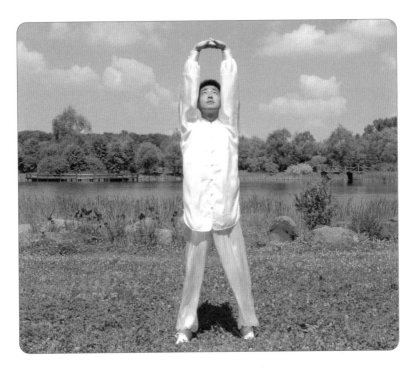

4 提至胸部翻掌，掌心向上，高举于头部上方，同时脚后跟踮起。双手分开，掌心相对，缓缓下落与肩呈"一"字时翻掌，掌心朝下，双手下落于体侧，两足跟也随之着地。恢复预备姿势。

贴心小提示

　　双手托天理三焦是四肢和躯体的伸展运动，与伸懒腰很相似。吸气时，双手上托，充分伸展机体，使胸腔和腹腔容积增大，具有升举气机、调理三焦的作用；呼气时，双手分开从体侧徐徐落下，有利于气机的下降。一升一降，达到气机的运动平衡，也可强健脊柱和腰背肌群，有助于矫正两肩内收、驼背等不良姿势和缓解腰背部肌肉酸痛等症状。

示范动作

第二势　左右开弓似射雕

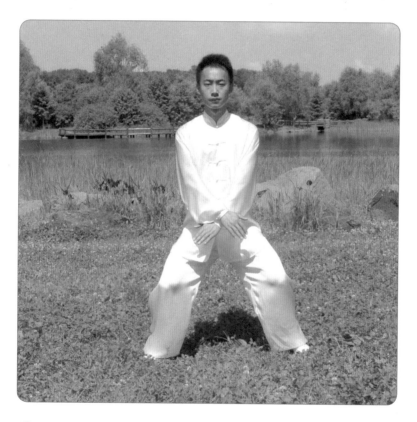

1 左式：左脚向左跨一大步，屈膝半蹲成马步。双手自体侧缓缓向前，至腹前交叉，左臂在内，右臂在外。

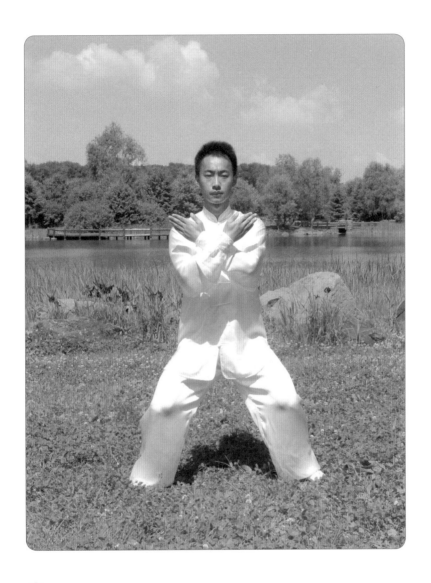

2 双手翻转向上，交叉于胸前，掌心朝里。

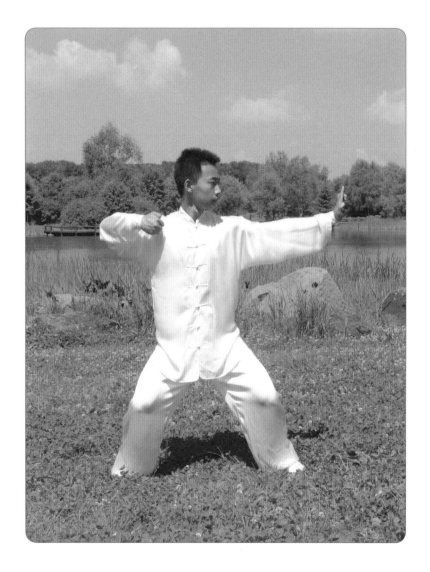

❸　双手臂向两侧拉开。同时左手虎口张开，食指朝
　　上，呈"八"字形，目视食指，缓缓向左侧推出。
　　右手化掌为拳，屈肘，向右平拉，如拉弓状。

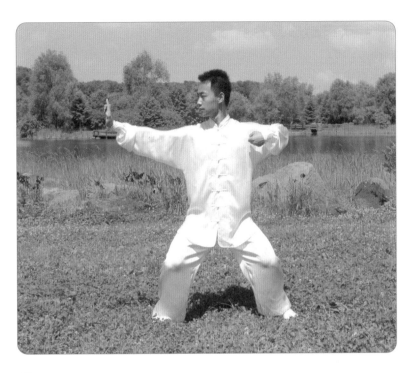

4 右式：同左式，方向相反。恢复预备姿势。

贴心小提示

　　左右开弓似射雕主要是扩张胸部，作用于上焦。吸气时，双手似开弓式，向左右尽力拉开，加大胸廓横径，尽量吸进更多的清鲜空气；呼气时，双手向胸前合拢，帮助挤压胸廓，对心脏也起到直接的挤压和按摩作用，可加强心肺功能。同时此动作还可以增强胸胁部、肩臂部及腿部肌肉力量。

示范动作

第三势　调理脾胃需单举

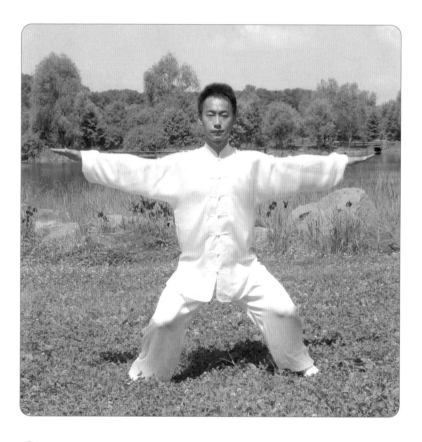

1 左式：屈膝呈马步状，掌心向下，双臂平伸。双手化掌为拳，收至腰间。

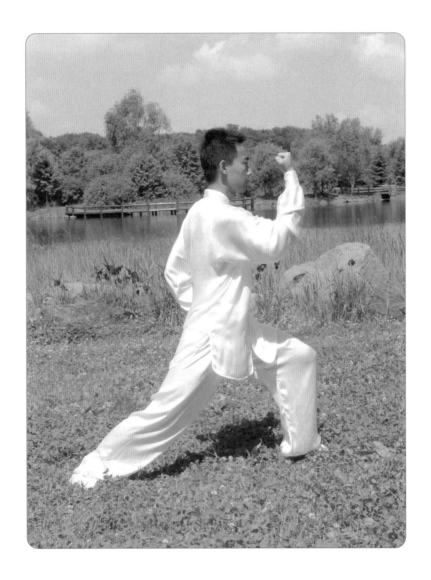

2 身体左转，呈左弓步。右手由下朝上上举，与头平，目视右拳拳心。

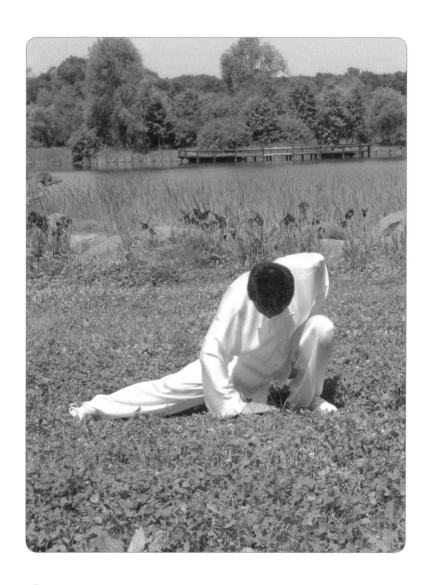

3 上体前俯，右手化拳为掌，掌心朝下。身体右转，弓步变成仆步，手心朝下摩地。

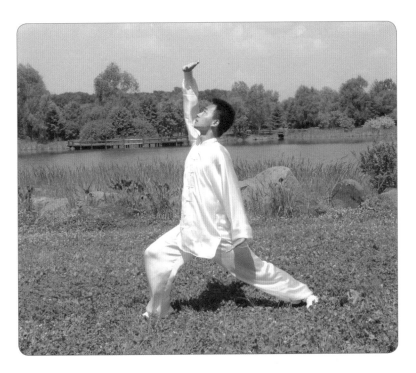

④ 身体右转，呈右弓步。右手转掌，五指并拢，掌心朝下，掌指朝前。然后右手缓缓上举于头顶，掌心朝上，掌指朝左，目视手掌。同时左手掌指朝前用力下按于左侧下方，右臂用力向上挺直。右式同左式，方向相反。恢复预备姿势。

贴心小提示

　　调理脾胃需单举既可活动肩、肘、腕、掌，也可活动内脏，上下用力牵拉，能使肌肉、经络、内脏器官受到牵引，特别是使肝、胆、脾、胃。可以增强胃肠蠕动和消化功能，防治胃肠病。

示范动作

第四势　五劳七伤往后瞧

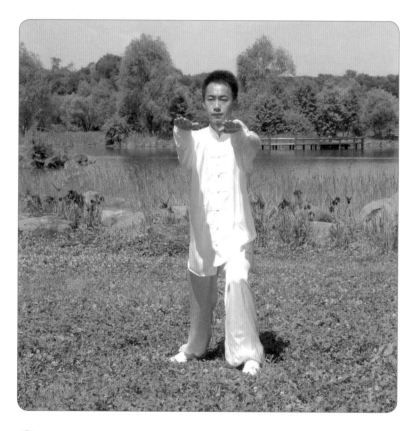

1 左式：左脚向前跨一步，呈左弓步。双手俯掌向前推，高与肩平，宽与肩等。

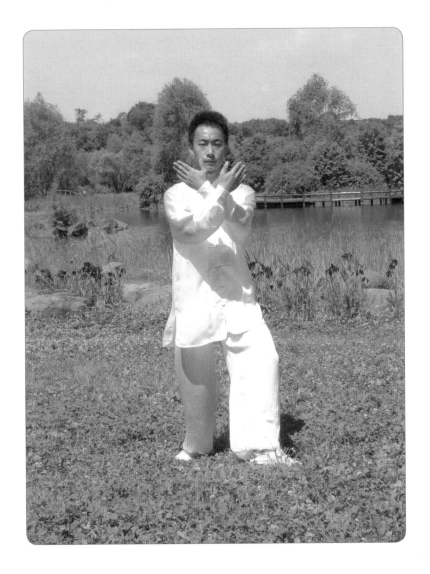

2 重心后坐，脚尖抬起，双手合于胸前，右手在外，左手在内。随后掌心相对，身体左转，左腿屈膝半蹲，右腿伸直。

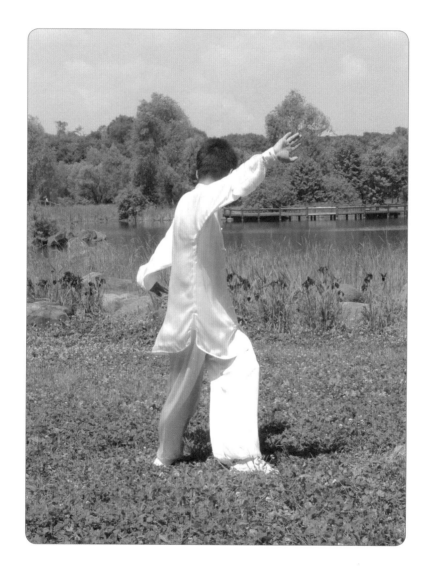

❸ 双手前后分开，右手与头同高，左手高于腰部，眼睛尽量朝后看。身体右转，同时双手举于身体前方与肩平。左脚收回，双手下按，回至体侧。

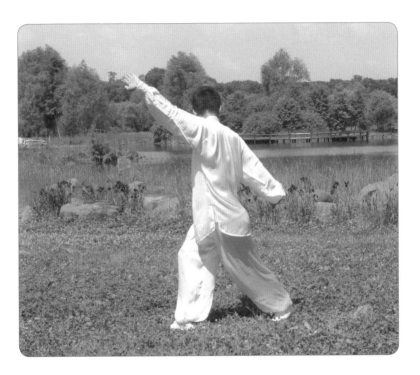

4 右式：同左式，方向相反。恢复预备姿势。

贴心小提示

　　五劳七伤往后瞧对促进头部血液循环、增强颈部肌肉和改善颈椎活动度有明显作用，对消除大脑疲劳和生理功能障碍也有促进作用。可用于预防颈椎病、高血压、动脉硬化等疾病。除此之外，它还有增大眼球的活动范围，增强眼部肌群力量的功能。

示范动作

第五势　摇头摆尾去心火

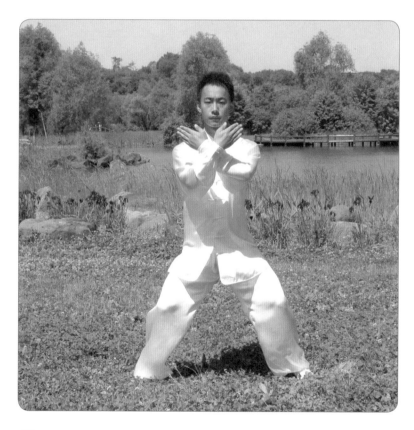

❶ 左式：左脚向左迈一大步。翻掌，掌心朝上，双手平举，至胸前交叉。双腿变为跨立状。

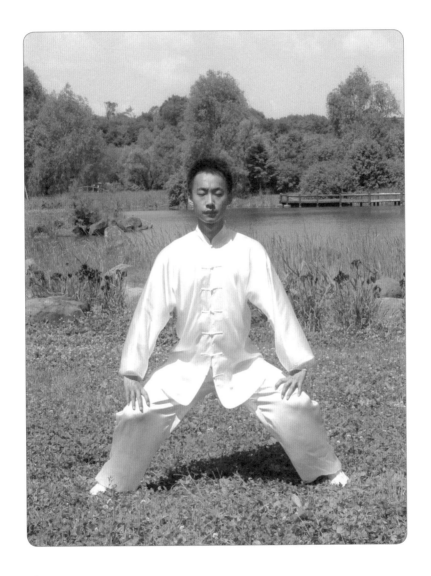

❷ 两手下落的时候，屈膝半蹲呈马步状。按掌，置
于膝盖上方。

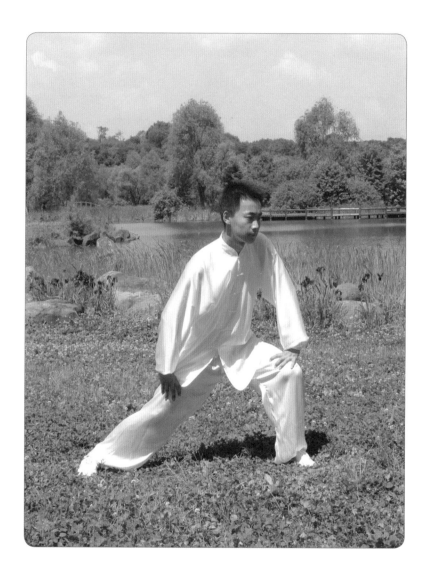

❸ 上体向右前俯，重心移至右腿上，身体缓慢向左扭摆，重心逐渐转至左腿，右腿逐渐伸直。转头，眼睛看右下方。然后身体还原呈图 2 的姿势。

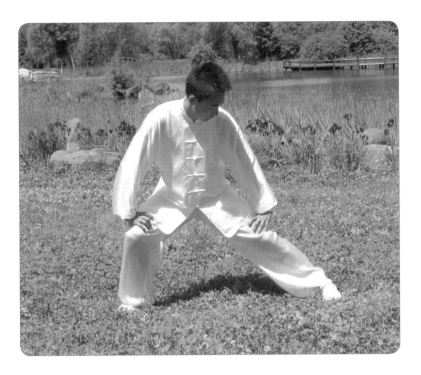

4 右式：同左式，方向相反。恢复预备姿势。

贴心小提示

　　摇头摆尾降心火是全身性动作，对整个身体都有良好作用。摇头摆臀、拧转腰胯，牵动全身，能降低中枢神经系统兴奋性，起到清心泻火、宁心安神的功效。对交感神经兴奋引起的失眠、盗汗有良好的疗效。同时，下肢弓步马步变化，对腰酸膝软等下肢疾患亦有防治作用。

示范动作

第六势　双手攀足固肾腰

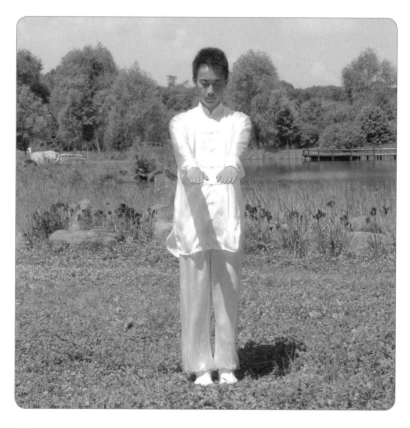

1 双手自身体两侧缓缓上举。

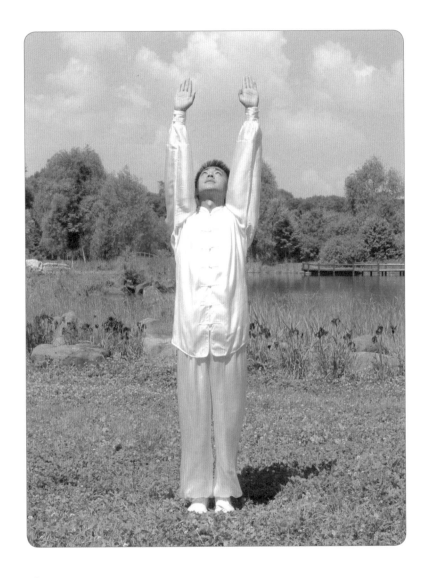

2 上举至头顶上方，掌心向前上方。身体略后仰。

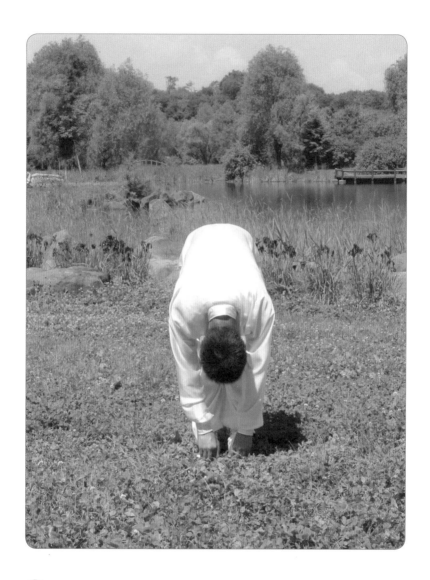

3 腰带动上身前后俯仰摆动 3 次。双手始终高举，
随着腰前后俯仰。然后上身前俯，双手十指抓住
脚尖，向上扳动 3 次。

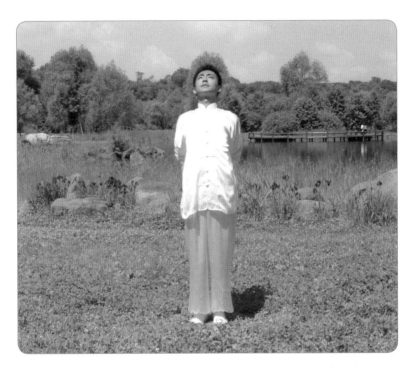

④ 掌心朝下，沿脚外侧转至腿后，沿腿后侧正中线缓缓地上提，身体随之提起，至抬头挺胸，双掌心置于腰部肾俞穴。然后双手缓缓落下。恢复预备姿势。

贴心小提示

　　双手攀足固肾腰是腰部前俯后仰动作，可以充分伸展腰腹肌群；双手攀足，可以牵拉腿部后群肌肉。本节动作能提高腰腿柔韧性，防止腰肌劳损和坐骨神经痛等疾患。注意：身体前屈时膝部不能弯曲，高血压、动脉硬化患者屈膝时头不宜垂得太低。

示范动作

第七势　攒拳怒目增力气

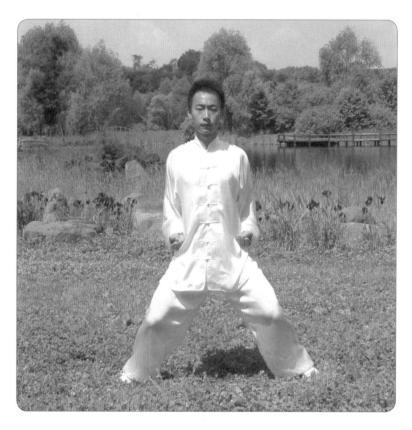

❶ 左脚向左迈一大步，呈马步。双手平举，掌心朝上。随后紧握成拳，收于腰侧。

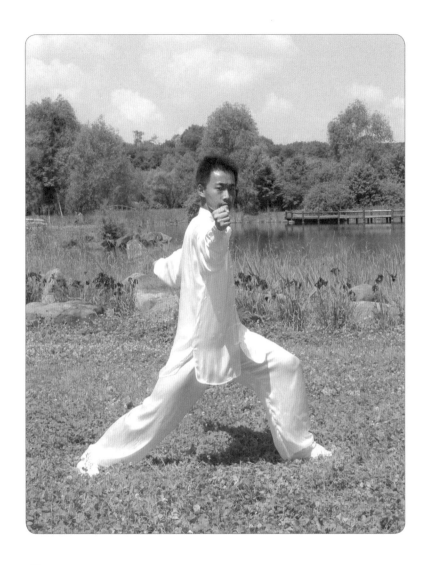

2 左冲拳，拳面要平，外展，收回。右冲拳，拳面要平，外展，收回。双拳收于腰间，随后双手朝下交叉，身体左转呈左弓步，双手上举，左右同时劈拳，双眼圆睁似怒目，平视。

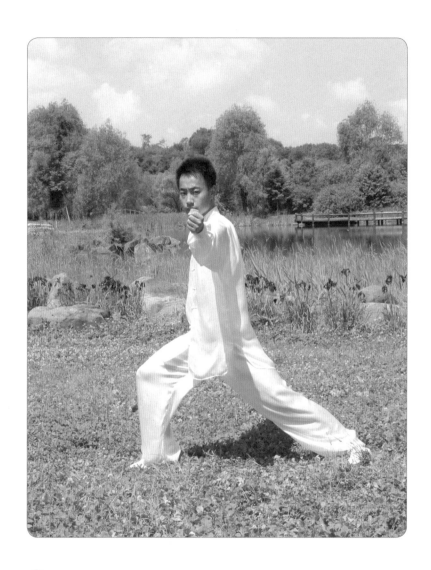

❸　身体右转呈右弓步，双手上举左右同时劈拳，双
　　眼圆睁似怒目，平视。

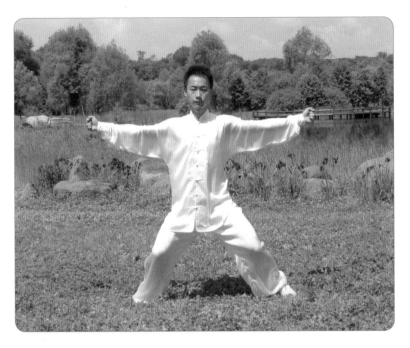

4 身体向左转正，双手合于胸前。再向前分，随后向两侧弹拳。恢复预备姿势。

贴心小提示

　　怒目攒拳增气力动作主要锻炼肝的功能，肝血充盈，则经脉得以濡养，筋骨得以强健。久练攒拳，则气力倍增。怒目可以疏泄肝气，从而调和气血，保证了肝的正常生理功能。

示范动作

第八势　背后七颠百病消

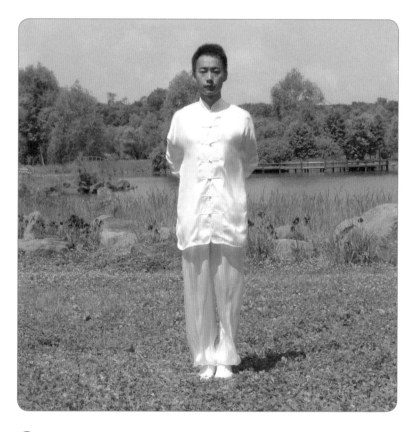

❶　双手于体后缓缓提起，掌心置于腰部肾俞穴。

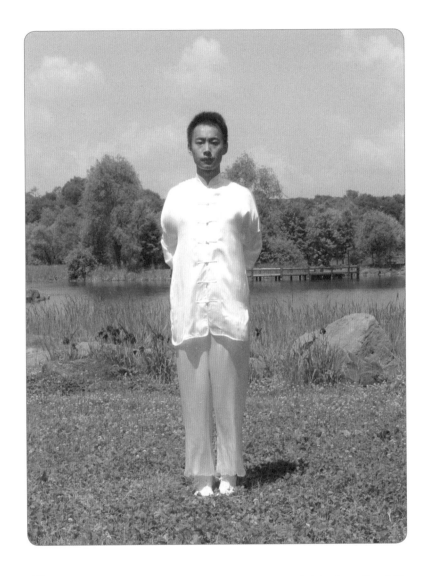

2 脚跟随之提起，全身放松并轻轻地抖动。此时脚
跟不着地。

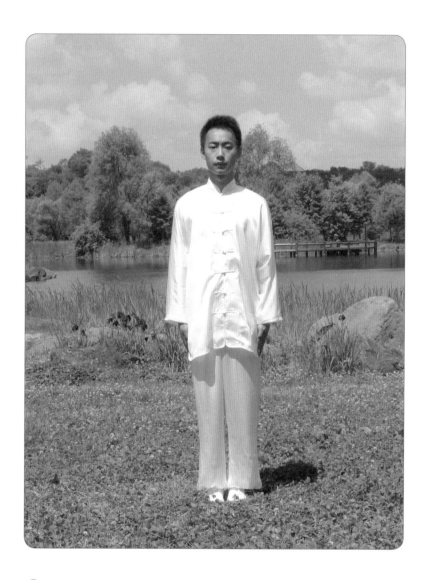

❸ 在第 7 次抖动的时候，全身放松，重心下落，脚
跟轻微着地，双手下落。

收功动作

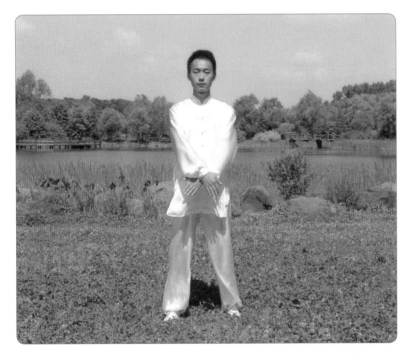

　　双手上举，至头顶上方。然后徐徐下落于腹前，再向前画弧拢气，双手下叠于腹前，调匀呼吸，双手缓缓下落于体侧。

贴心小提示

　　背后七颠百病消是本套功法的结束动作。连续上下抖动能使肌肉、内脏、脊柱松动，再做足跟轻微着地震动，使上述器官、系统整合复位，起到整理运动的作用。所谓诸病消或百病消，并非单指做"背后七颠"这一段，而是指长期坚持做整套八段锦的动作。

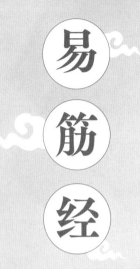

易筋经

● 易筋经是我国古代流传下来的一种健身防病的锻炼方法。"易"是变通、改换、脱换之意,"筋"指筋骨、筋膜,"经"则带有指南、法典之意。易筋经就是改变筋骨,通过修炼丹田真气打通全身经络的内功方法。此功使神、体、气三者,即人的精神、形体和气息有效地结合起来,经过循序渐进、持之以恒地认真锻炼,从而使五脏六腑及全身经脉得到充分的调理,进而达到保健强身、防病治病、抵御早衰、延年益寿的目的。

预备姿势

　　头正如顶物，双目平视前方；沉肩垂肘，含胸拔背，收腹直腰；两臂自然下垂，置于体侧；微屈膝，不超过足尖，并步直立，足尖向前。神态安宁，舌抵上腭，精神内守，呼吸自然。

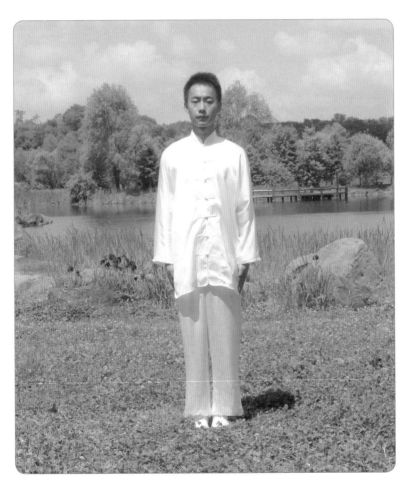

示范动作

第一势　韦驮献杵

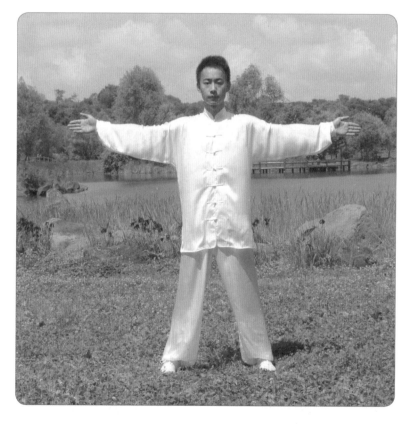

1 两臂外展：左脚向左分开，与肩同宽，两臂外展与肩平，转掌心向前。

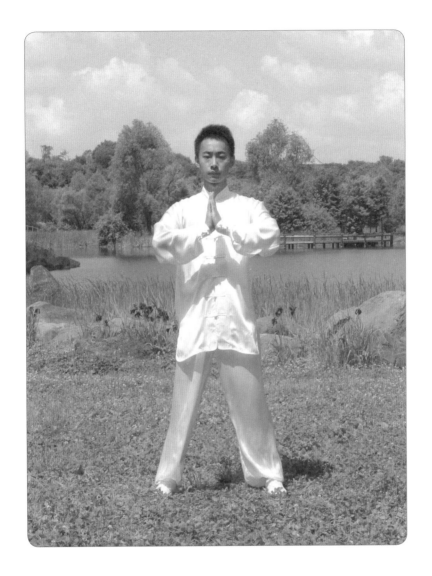

2 合掌胸前：屈肘旋臂，转腕内收，双手徐徐上提到胸前，掌心相对，缓慢合拢，指端向上，腕、肘与肩平。

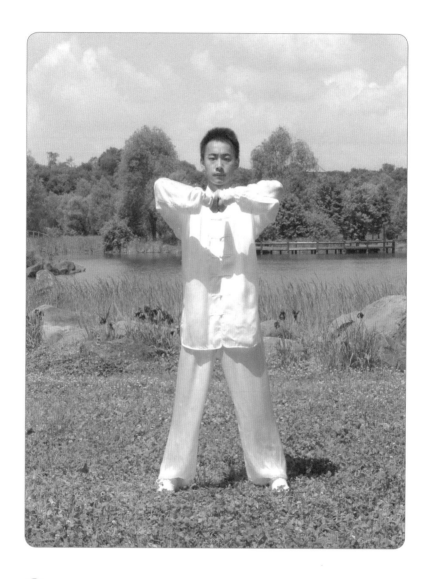

❸ 旋臂指胸：两臂内旋，指端对胸，与天突穴（位
于人体前正中线，胸骨上窝正中凹陷处）相平。

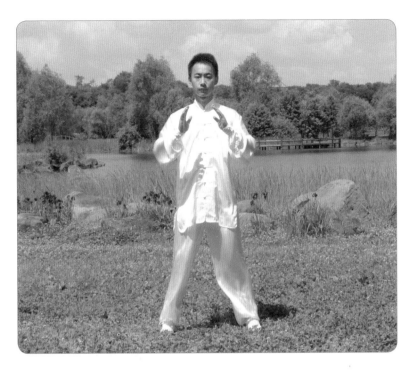

④ 拱手抱球：两肩向左右缓缓拉开，转腕指端向上。双手在胸前呈抱球状，沉肩垂肘，十指微曲，掌心相对，相距约15cm，两目平视。恢复预备姿势。

贴心小提示

　　韦驮献杵势是易筋经的基础动作。本势重点是锻炼上肢三角肌、肱二头肌，增强臂力和旋劲，对增强推拿手法的悬劲和持久力具有重要作用。主要功能是平心静气、安神定志、排除杂念，以消除内心焦虑，稳定不安情绪。对神经衰弱、心烦失眠等有一定疗效。

示范动作

第二势　横担降魔杵

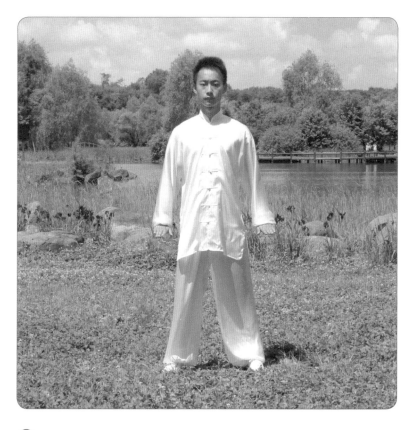

❶ 两手下按：左脚向左分开，与肩同宽，两手下按，掌心向下，指端向前。

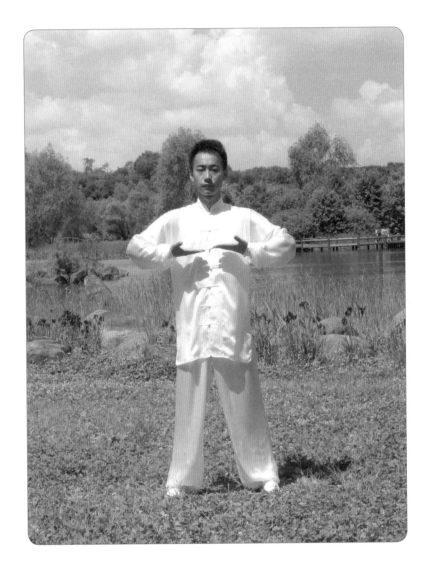

② 提掌前推：两手同时翻掌，掌心向上，上提至胸，向前推出，高与肩平。

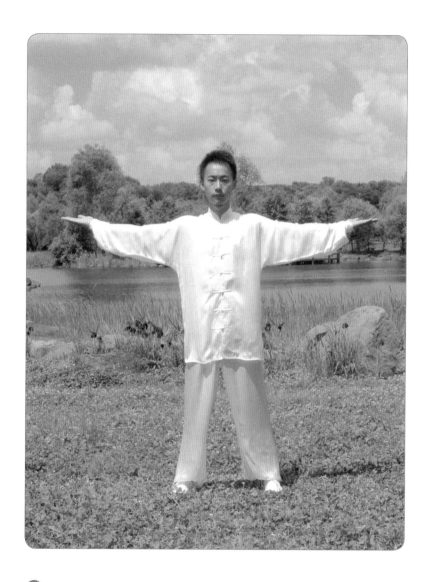

❸ 双手横担：双手向左右分开，两臂平直，掌心向上。

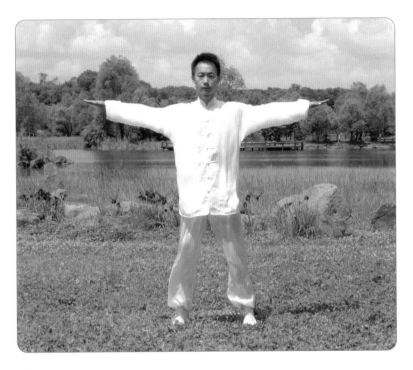

④ 翻掌提踵：翻转掌心向下，两膝伸直，足跟提起，足趾抓地，身体前倾，两目平视。恢复预备姿势。

贴心小提示

　　横担降魔杵势又叫"韦驮献杵第二势"，是易筋经中锻炼两手臂旋劲和耐力的重要动作。重点锻炼上肢三角肌、下肢股四头肌、小腿三头肌，能增强臂力、腿力。横担降魔杵主要功能是宽胸理气、疏通血脉、平衡阴阳、改善心肺功能，对肺气肿、肺心病、共济失调有一定疗效。

示范动作

第三势　掌托天门

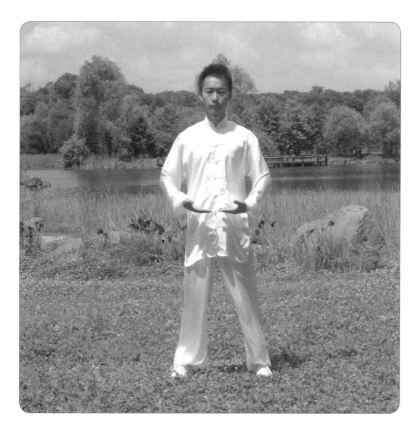

❶ 平步静息：左脚向左分开，与肩同宽，平心静气。两手平置于腹前，指尖相对，掌心向上。

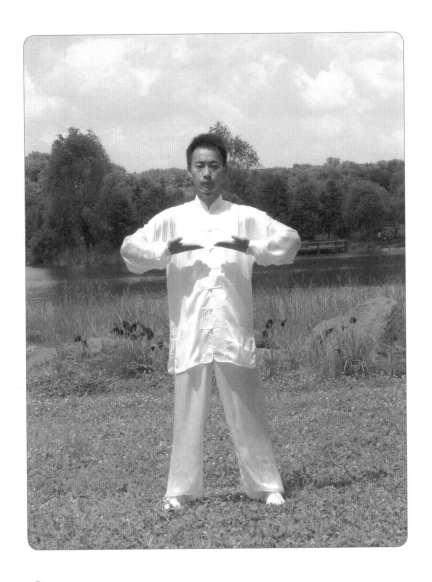

2 提掌胸前：双手缓缓上提至胸前。

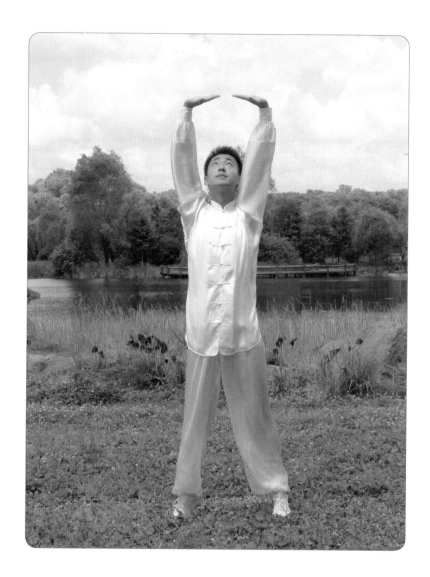

❸ 掌托天门：旋腕，转掌心向下，缓缓提双手同时翻掌心向上，四指并拢，拇指外分，两虎口相对，托举过头，头略后仰，眼看掌背，舌抵上腭，同时提足跟。

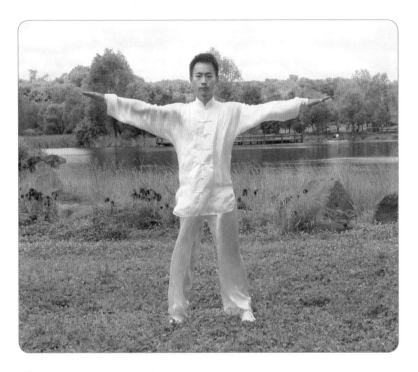

4 落踵收势：先深吸气，然后慢慢呼出，同时落下足跟，放下双臂与肩平。恢复预备姿势。

贴心小提示

　　掌托天门势又叫"韦驮献杵第三势"。主要作用是调理三焦，激发脏腑之气，引血上行，增强大脑血流量。对心肺疾病、脾胃虚弱、妇科病、脑供血不足、低血压等有一定疗效。高血压患者忌练此功。本势重点锻炼上肢各肌群、腰肌、股四头肌、小腿三头肌，能增强臂力、腰力、腿力。

示范动作

第四势　摘星换斗

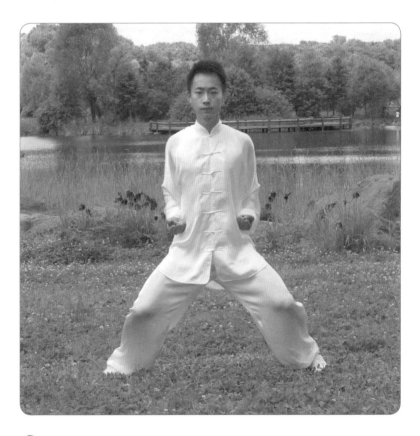

1 握拳护腰：左脚分开与肩同宽，拇指握于掌心，握拳上提至腰侧，拳心向上。

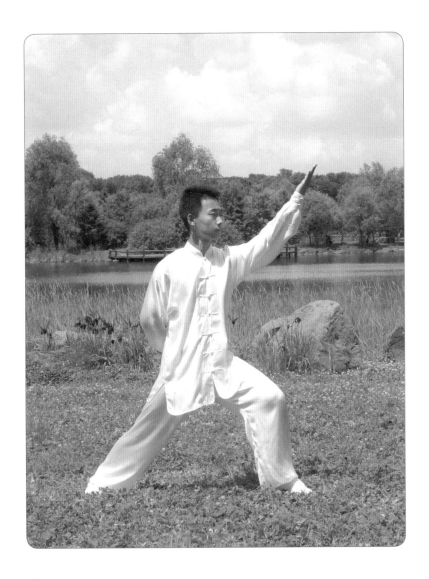

❷ 弓步分手：左脚跨向左前方呈左弓步，同时右手
以拳背附于腰后命门穴，左手变掌，伸向左前方，
略高于头，掌心向上，目视左手。

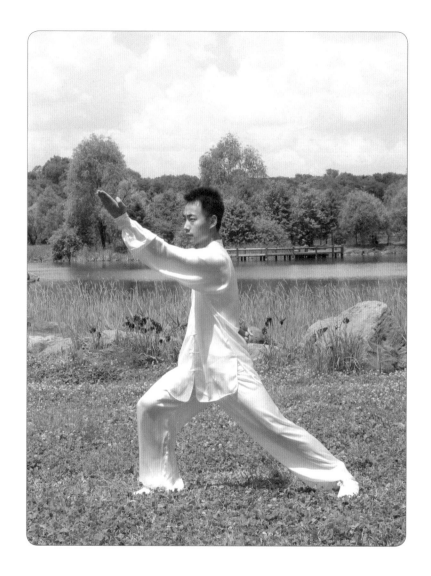

❸ 转体屈膝：重心后移，上体右转，右脚屈膝，左手向右平摆，眼随左手。

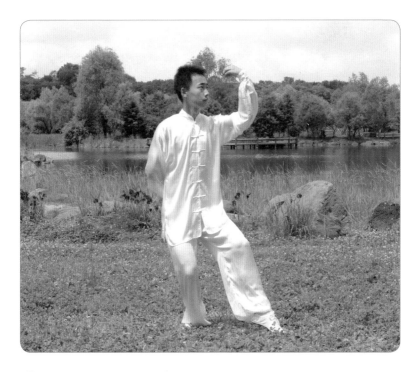

④ 虚步钩手：上体左转，左脚稍收回呈左虚步，左手随体左摆，并钩手举于头前上方，钩尖对眉中，眼视钩手掌心。恢复预备姿势。此为左势，再进行右势练习。

贴心小提示

　　摘星换斗势主要作用于中焦，上体转动幅度较大，能使肝、胆、脾、胃等脏器受到柔和的自我按摩，达到促进胃肠蠕动、增强消化功能的目的。同时可促进一身气血的左右互济交流。常用来预防和治疗中风后遗症、胃脘部疼痛不适等疾病。本势重点锻炼屈腕肌群、肱三头肌、肱二头肌、腰肌、下肢屈肌群，能增强腕力、臂力、腰力、腿力。

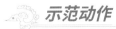 **示范动作**

第五势　倒拽九牛尾

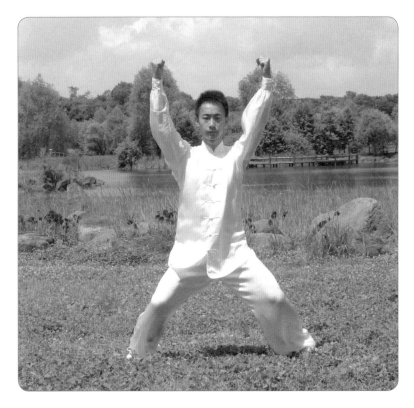

1 平步马裆：左脚向左分开，比肩稍宽，两臂由体侧举至头上，掌心相对，屈膝下蹲，两掌变拳，经体前下落至两腿间，拳背相对。

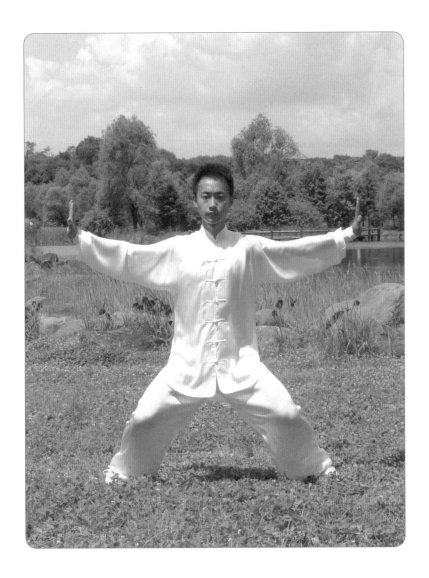

2 左右分推：两拳上提至胸，拳心向下，变掌，左右分推，坐腕展指，掌心向外，两臂伸直。

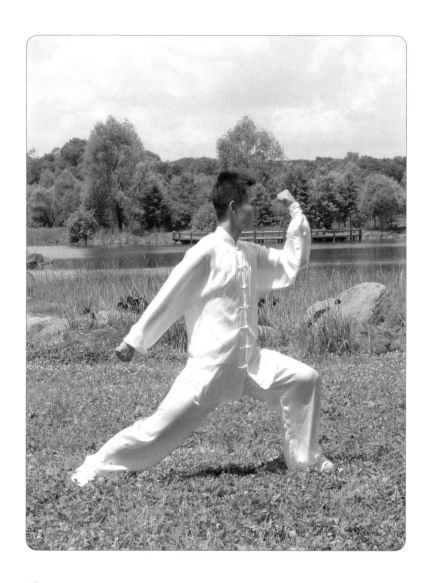

❸ 倒拽九牛：上体左转，呈左弓步，两掌变拳，左手划弧至面前，拳高不过眉。右手划弧至身体右后方。

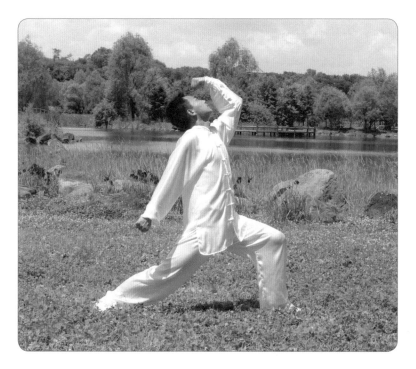

④ 前俯后仰：上体前俯至胸部靠近大腿，再直腰后仰，其他姿势不变。恢复预备姿势。此为左势，再进行右势练习。

贴心小提示

　　倒拽九牛尾势主要作用是舒筋活络，可防治肩、背、腰、腿肌肉损伤。还可增加肌力，尤其是两臂旋前、旋后肌群和五指的力量。

示范动作

第六势　出爪亮翅

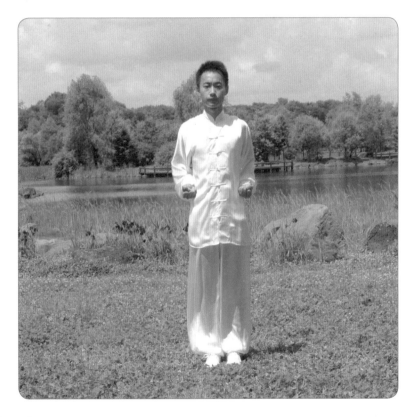

1 握拳护腰：两腿并拢，两手握拳，上提腰侧，拳心向上。

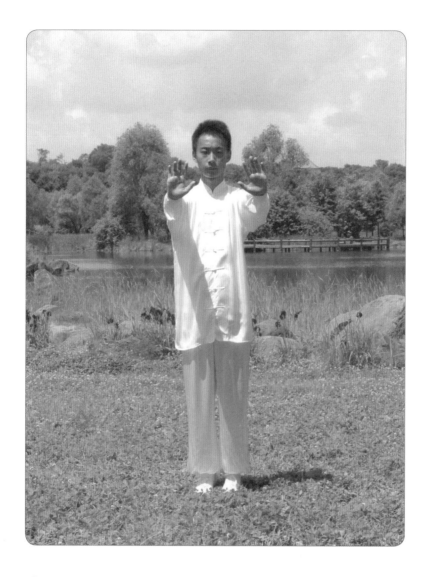

② 推掌提踵：两拳上提至胸，化俯掌前推，同时上提足跟，两腿伸直。肘直腕背伸，十指用力外分，眼平视指端。

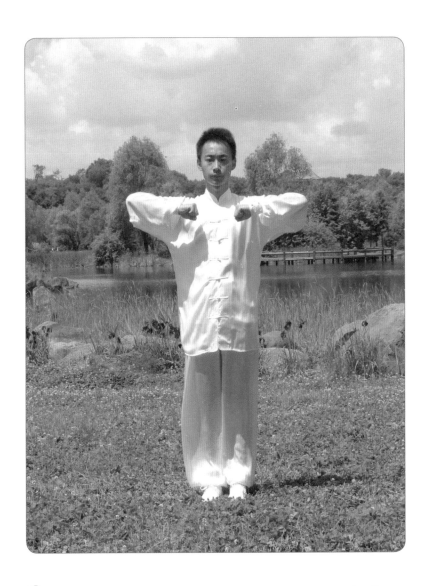

❸ 坐腕亮翅：用力握拳收回至胸前侧，同时缓慢落踵。

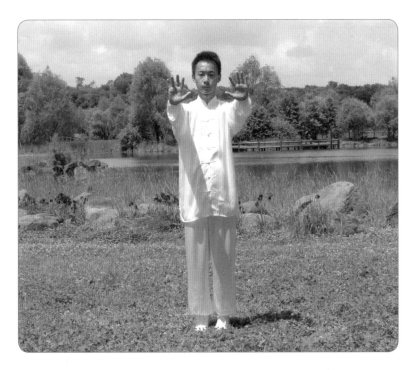

④ 收拳推掌：再化俯掌前推，同时提踵。肘直腕背伸，十指用力外分，眼平视指端。共做 7 次。恢复预备姿势。

　　出爪亮翅势主要作用是疏泄肝气，调畅气机；培养肾气，增强肺气，促进气血运行。对老年性肺气肿、肺心病有一定疗效。重点锻炼上肢前臂屈、伸肌群，能增加臂力及指力。

示范动作

第七势　九鬼拔马刀

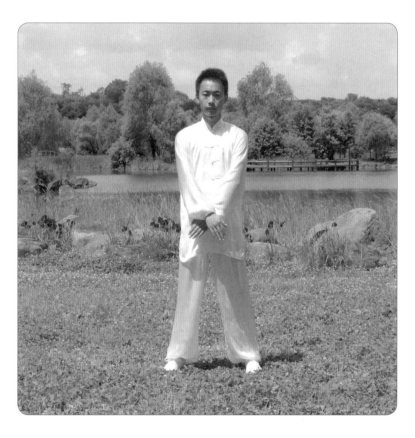

① 双手交叉：左脚向左分开，与肩同宽。两手腹前
交叉，右手在前。

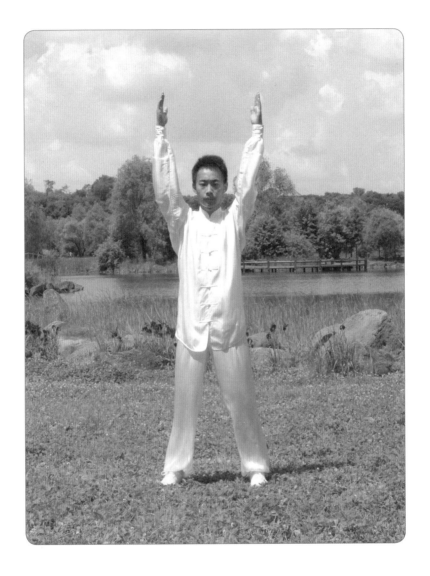

2 体侧上举：双手从体前上举至头上方，缓缓左右
分开。随后掌心相对，并下落至体侧。

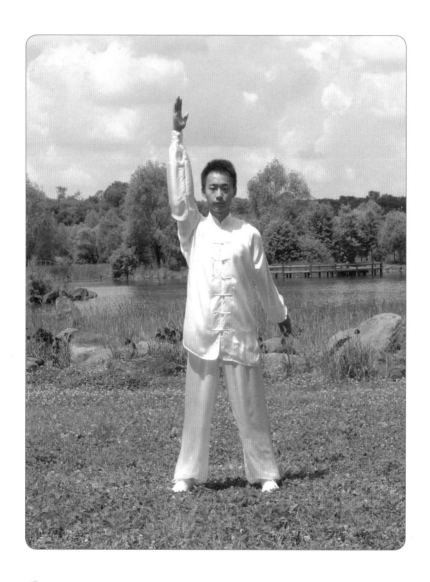

❸ 抱枕项背：左手由体侧向前举至头上，右手下按。
屈肘，左手按住头后枕部，同时右手向后上至左
侧肩胛骨下部，掌心前按。

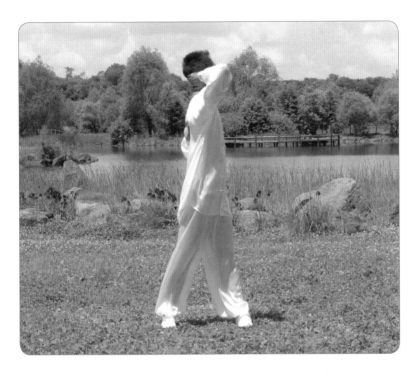

4 与项争力：左手掌前按，肘向后展，项部用力后仰，身体随势充分向左拧转，眼向左平视。此为左势，再进行右势练习。恢复预备姿势。

　　九鬼拔马刀势主要作用是增强脊柱及肋骨各关节的活动范围。有利于疏通督脉，宽胸理气，改善头部血液循环，对防止脊椎病、肺气肿、脑供血不足等有一定疗效。重点锻炼肱三头肌、腰肌，增强臂力与腰力。

示范动作

第八势　三盘落地

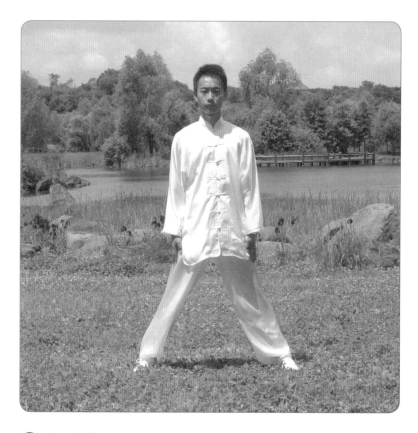

1 左脚横跨：左脚向左分开，比肩稍宽。

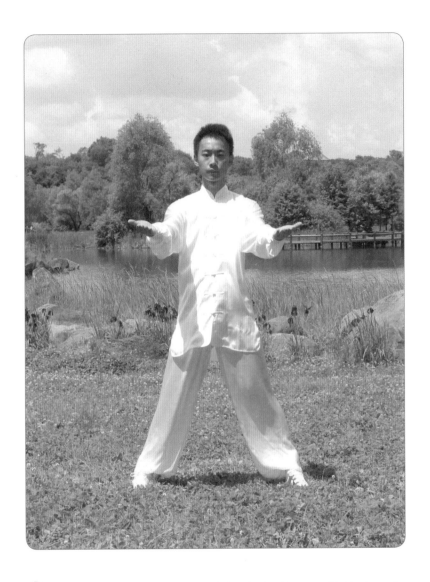

❷ 仰掌上托：两臂由体前仰掌上举，两臂伸直，与肩相平、同宽。

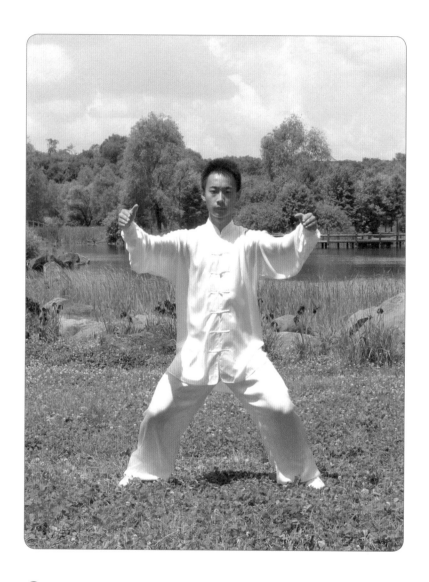

❸ 翻掌旋臂：掌心翻转向下，手掌内旋，肘往外展。双腿屈膝下蹲呈马步，手掌下按，悬空于膝上部。

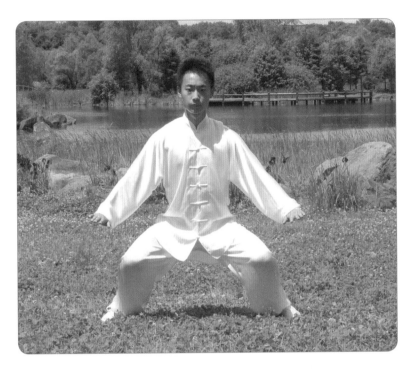

④　三盘落地：双腿缓缓伸直，同时掌心翻转向上，
上托至与肩平。再屈膝下蹲，同时掌心翻转向下，
按至双膝外侧。双腿缓缓伸直，同时掌心翻转向上，
上托至与肩平。再屈膝深蹲，同时掌心翻转向下，
按至小腿中部，两目平视。恢复预备姿势。

贴心小提示

　　三盘落地势能促进大腿和腹腔静脉血液的回流，对腰腿
痛、盆腔炎等有一定疗效。重点锻炼下肢股四头肌、腰肌，
增强腿力、腰力。

示范动作

第九势　青龙探爪

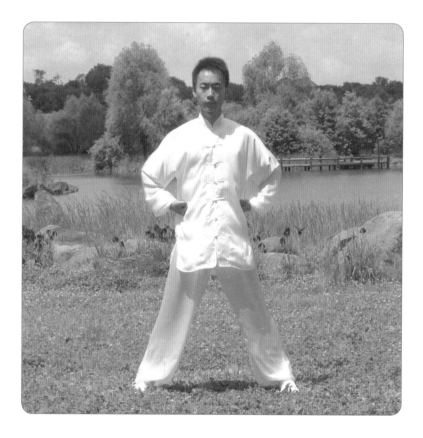

1 双拳护腰：左脚分开，与肩同宽。两手握拳，拇指握于掌心。上提至腰侧，拳心向上。

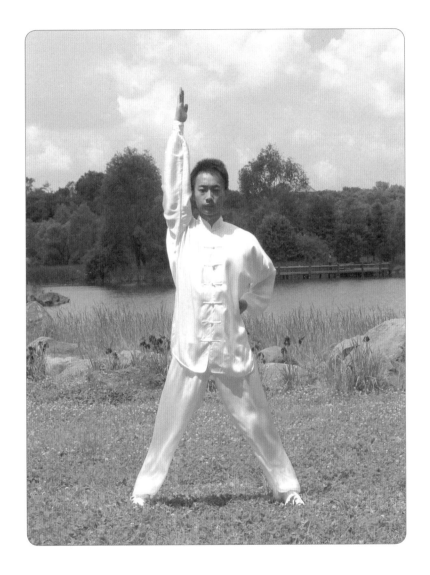

❷ 单举掌臂：双手握拳上移，拳面抵两侧章门穴，
　　拳心向上。右拳变掌，向前上举至头上位，掌心
　　向左，上臂靠近头。

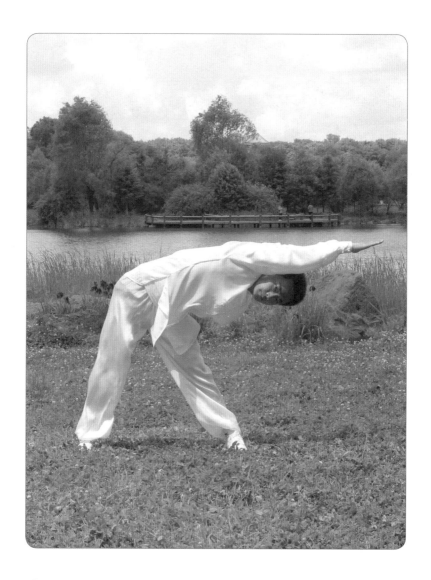

❸ 腰部侧弯：腰部随势向左侧尽量侧弯，右掌心向下，
四指并拢，屈拇指按于掌心，掌心向下，右臂向
左侧尽量伸展。

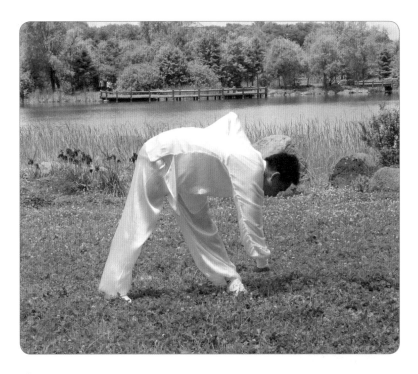

④ 俯身探地：上体向左前下俯，右手掌随势下压，至左足左侧前方。双膝挺直，足跟不离地。此为左势，随后进行右势练习。恢复预备姿势。

贴心小提示

　　青龙探爪势主要作用为疏肝利胆、宣肺止带、调节五脏气机，对呼吸系统疾病、肝胆疾病、妇科经带疾病有较好作用。本势重点锻炼肋间肌、背阔肌、腹外斜肌、臀大肌、大腿小腿后侧肌群，可增强腰力、腿力、指力。

示范动作

第十势　饿虎扑食

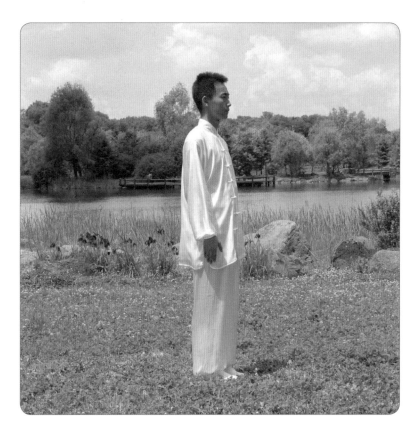

1 双掌护腰：头正身直，双目平视，并步直立；两臂自然下垂，置于体侧。

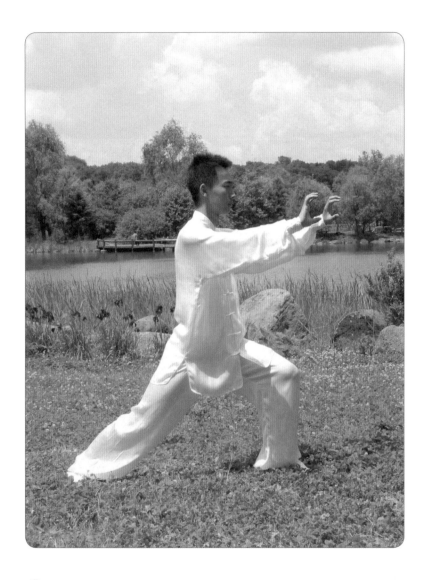

❷ 弓步探爪：左脚向前迈一大步，呈左弓步。双手
由腰侧向前做扑伸状。坐腕，手呈虎爪状。

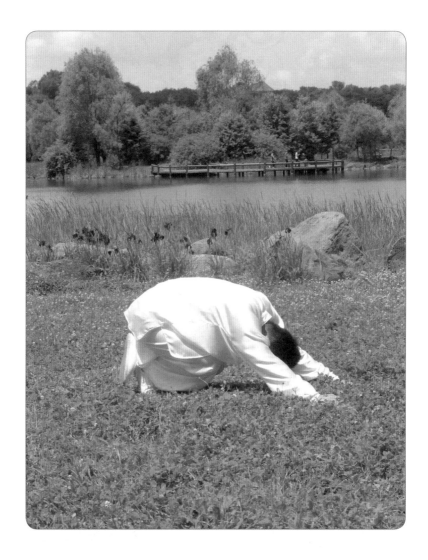

3 后收蓄颈：双手伸直，指掌撑地，置于左足两侧，指端向前。收左足于右足跟上，左足背与右足跟相叠。身体向后收回，双足踏紧，臀高背低，双臂伸直，头夹于两臂之间。

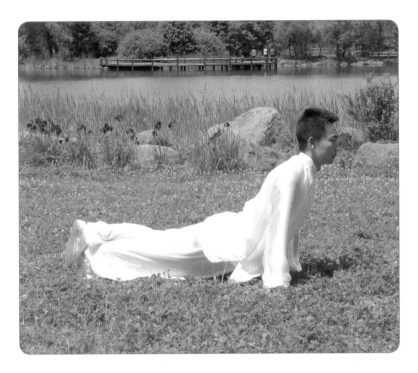

④ 前探偃还：头、胸、腹、腿依次紧贴地面，向前
呈弧形推送，至抬头挺胸、沉腰收臀。再依次向
后呈弧形收回，至臀高背低位。然后左右两足交
换位置，即右足于左足跟上，右足背与左足跟相叠，
重复上面的动作。

贴心小提示

　　饿虎扑食势是模仿饿虎扑向食物的动作。主要作用为
强腰壮肾、疏筋健骨，久练可增加指力、臂力和下肢力量，
并能锻炼腰腹肌群。初练时，可掌指撑地，在臂力增强的
基础上，再用五指、四指、三指、二指逐步撑地练习。

示范动作

第十一势   打躬击鼓

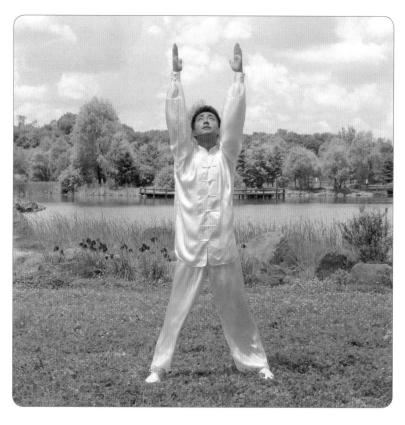

1 展臂下蹲：左脚向左分开，比肩稍宽。双手仰掌外展，上举至头上，掌心相对。

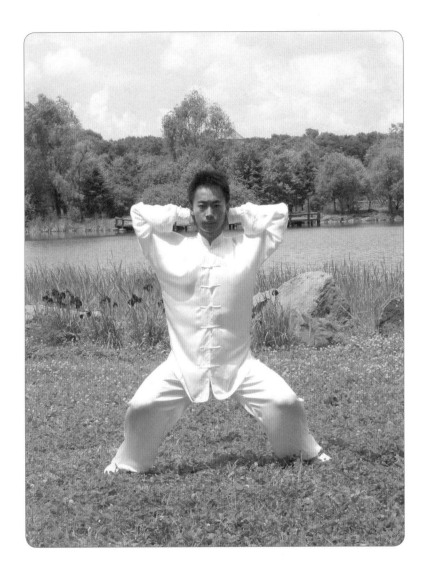

❷ 马步抱枕：屈膝下蹲呈马步，同时双手交叉相握，
缓慢下落。双掌抱于头枕部，与项争力，双目前视。

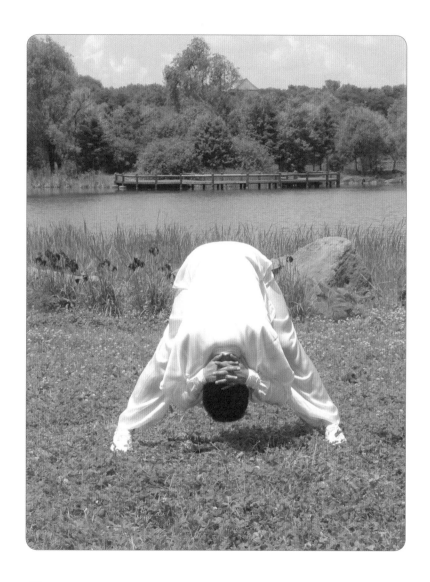

❸ 直膝俯腰：缓缓伸直膝，同时向前俯腰。双手用力使头压向胯下，膝挺直足跟不离地，双目后视。

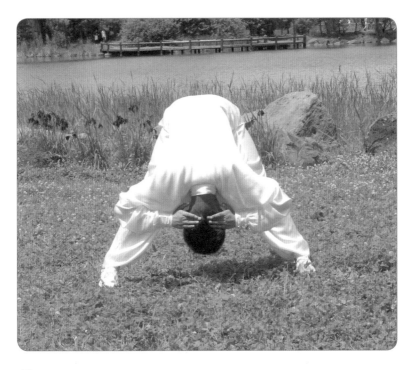

④ 击鸣天鼓：双手掌轻移，掌心轻掩耳部，四指按于枕骨。食指从中指滑落弹击枕骨，耳内可闻及"咚咚"响声，击 24 次。恢复预备动作。

贴心小提示

　　打躬击鼓势主要作用为醒脑明目、益聪固肾，可增强头部的血液循环，防治耳鸣，增强听力，提神，并可缓解脊背腰部紧张、疲劳。重点锻炼侧方肌、背阔肌、胸大肌、肱三头肌、下肢后侧诸肌群，能增强臂力、腰力、腿力。注意：高血压患者禁练本势。

示范动作

第十二势　掉尾摇头

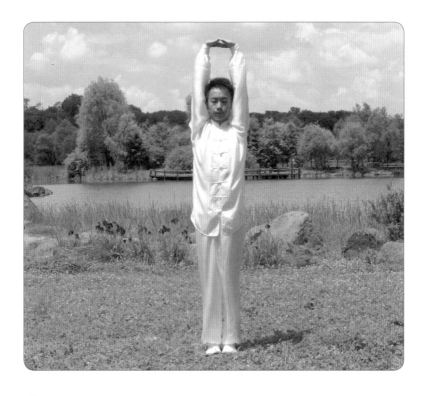

1 握指上托：双腿并步直立。双手十指交叉握于小腹前，掌心向上，缓缓上托于胸前。旋腕，翻掌心继续向上托举，至肘部挺直，腕背伸。托举时双臂用力，目须平视。

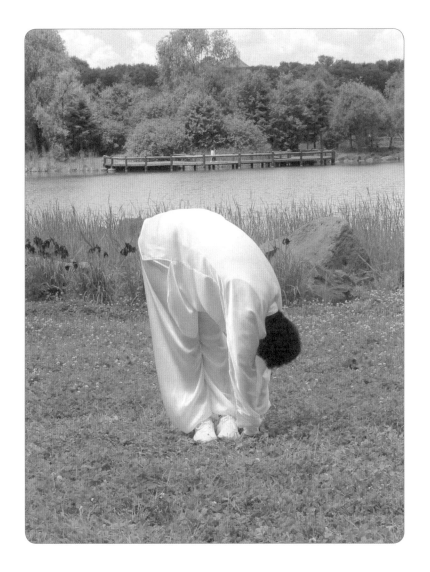

❷ 左侧俯身：向左侧转体90度，随势向左前方俯身，双掌推至左足外侧，掌心贴地，膝挺直，足跟不离地，抬头目前视，再由原路返回，身体转正。

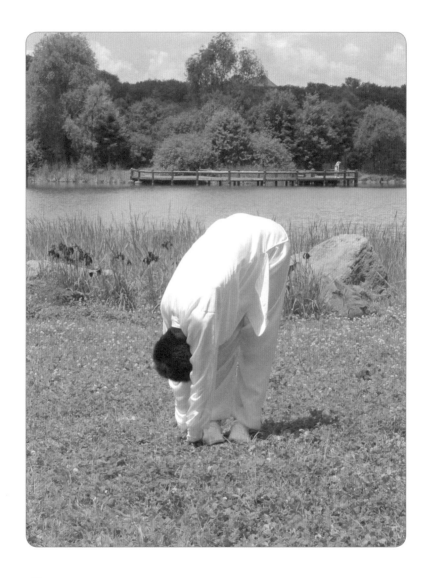

3 右侧俯身：身体向右侧转体 90 度，随势向右前方俯身，双掌推至右足外侧，掌心贴地，抬头目前视，再原路返回，身体转正。

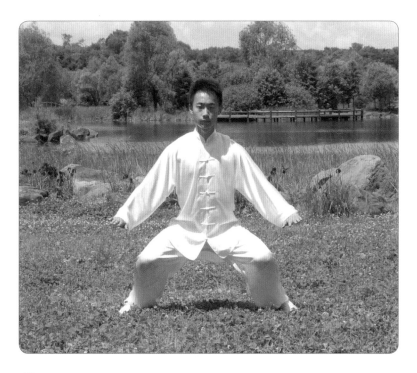

❹ 前俯推掌：双手交叉，臂、头、脊背极力后仰，双膝微屈，足勿离地，全身尽力绷紧，犹如拉紧弓弦，两目上视。然后俯身向前，随势掌心向下，推掌至双足正前方，抬头目前视。膝挺直，足跟不离地。缓直腰身，同时掌心翻上。恢复预备姿势。

贴心小提示

　　掉尾摇头势主要作用为疏通经络、强健筋骨，增强腰、下肢和手臂的力量及柔韧性。本势是易筋经最后一个动作，是结束易筋经功法练习的一种方法，尚能通调十二经脉、奇经八脉，疏通气血。

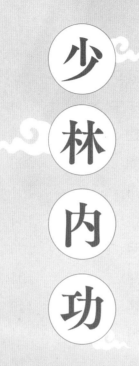

少林内功

● 少林内功原为少林武术的基本功，现在已经成为众多健身爱好者的锻炼功法之一。

● 少林内功不强调吐纳意守，而是强调以力贯气、蓄劲于指端、以力带气、刚柔相济，所谓"练气不见气，以力带气，气贯四肢"。少林内功运动量较大，增力明显，能够预防和治疗多种常见病证。

预备姿势

　　身体自然直立，平视前方，沉肩垂肘，含胸拔背，收腹直腰；双手置于腰侧，掌心向上；双膝微屈，两足分开，与肩同宽；神态安宁，精神内守，呼吸自然。

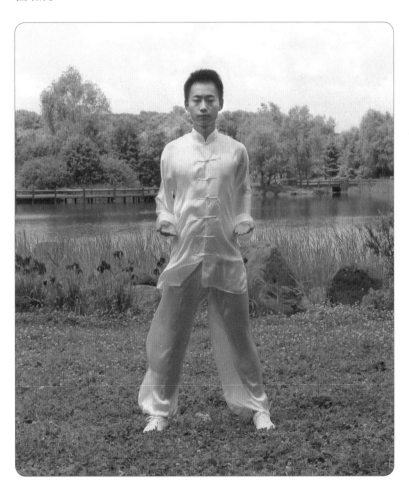

示范动作

第一势　前推八匹马

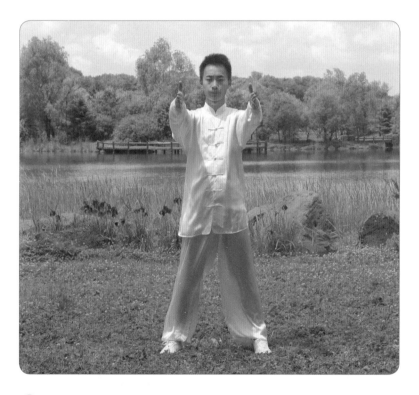

1 掌心相对，拇指用力外展伸直，其余四指并拢。蓄劲于肩臂指端，两臂徐徐运力前推，推至肩、肘、腕成一水平线为度。胸须微挺，臂略收，头勿左右盼顾，两目平视，呼吸自然。

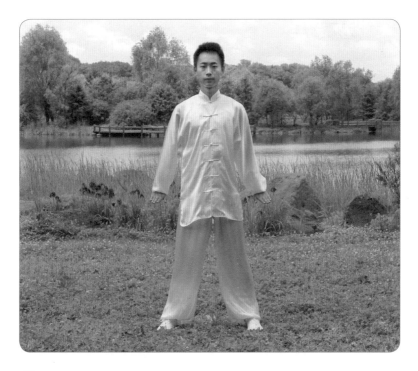

② 徐徐屈肘，收回于两胁。由直掌化俯掌下按，两
　　臂后伸。恢复预备姿势。

贴心小提示

　　前推八匹马能增强两臂蓄劲和指端的功夫，主要锻炼肱
三头肌。练习此势能宽胸理气，健脾和胃，促进胃肠功能，
强筋壮骨，对于胸闷胃脘胀痛、消化不良、食欲不振等疾患
有较好地防治作用。

第二势　倒拉九头牛

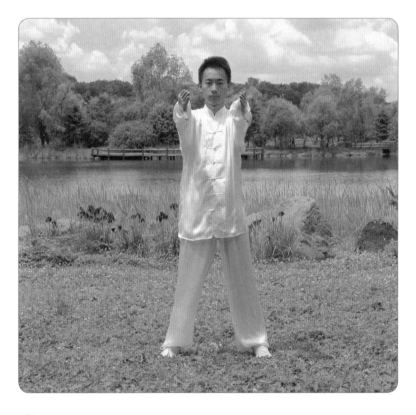

❶ 两掌沿两胁前推，边推前臂边渐渐内旋，至手臂完全伸直时，双手虎口正好朝下。四指并拢，拇指用力外展。腕、肘、肩成一水平线。

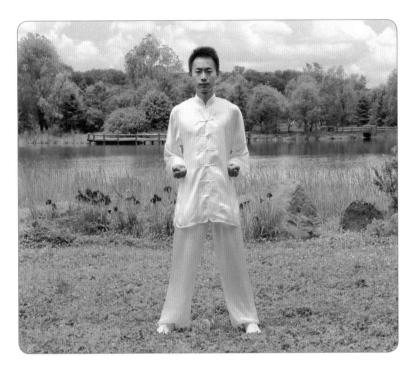

2 五指向内屈收，由掌化拳如握物状，劲注拳心。旋腕，拳眼朝上，紧紧内收至胁肋部。恢复预备姿势。

贴心小提示

　　倒拉九头牛能锻炼两臂的力量和手指的握力。主要锻炼肩胛下肌、胸大肌、背阔肌、大圆肌、肱二头肌、肱桡肌、旋前圆肌。常练此势能健脾和胃，使人体气血化生有源，对于食滞不化、脘腹胀满、肠鸣等症有较好的防治作用。

示范动作

第三势　凤凰展翅

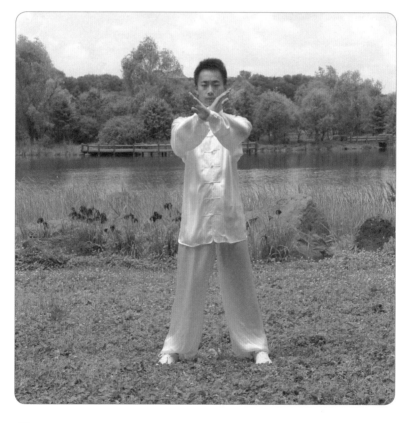

① 两掌自腰际缓缓上提至胸前，立掌交叉，两掌心分别朝向左右，食指、中指、无名指、小指指尖向上。

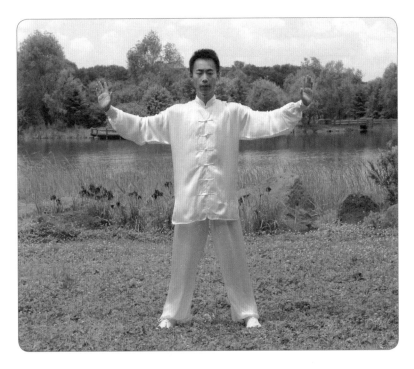

2 胸前立掌化为俯掌，蓄劲向左右缓缓分推，形如展翅，劲如开弓。

贴心小提示

　　凤凰展翅对增强腕指的功力大有裨益。以锻炼桡侧腕屈肌、尺侧腕屈肌、掌长肌、指浅屈肌和指深屈肌、三角肌、冈上肌等为主。常练此势可以使胸廓扩张、上焦气机得以舒展，有宽胸理气、平肝健肺的作用。常练可防治胸闷、胁胀、善太息以及肺气肿等病。

示范动作

第四势　霸王举鼎

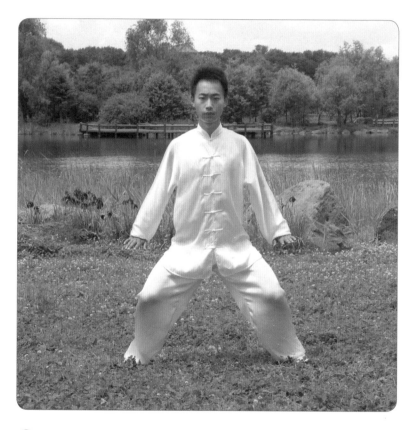

1 马步。全身放松，平视前方，沉肩垂肘，含胸拔背，收腹直腰。双手置于身体两侧，掌心下按。

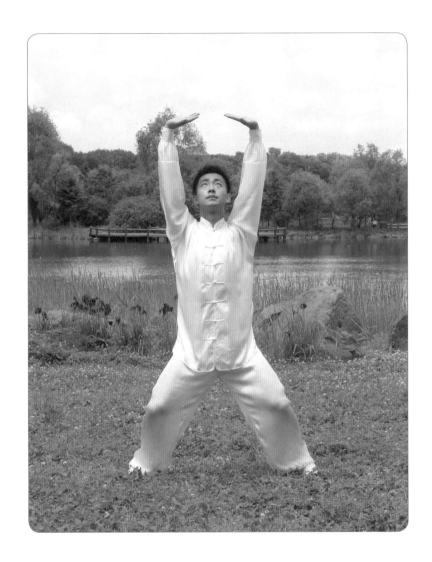

2 俯掌化仰掌，掌心向上，缓缓上托，至与肩同高，旋腕，掌根外展，双手向左右分开，虎口、指端相对，四指并拢，拇指外展，徐徐上举，犹托重物。肘部要挺，呼吸自然。

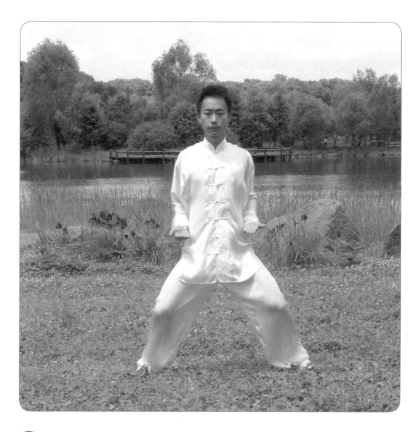

③ 旋腕翻掌。旋腕，至掌心向上，指端向前，两掌
小鱼际侧相对。蓄力而下，缓缓收回腰部。

贴心小提示

　　霸王举鼎以锻炼桡侧腕长伸肌、桡侧腕短伸肌、尺侧腕
伸肌及所有的伸指肌为主。此势具有平肝潜阳的作用，对
于高血压、头痛等病证具有一定的治疗作用。

示范动作

第五势　顺水推舟

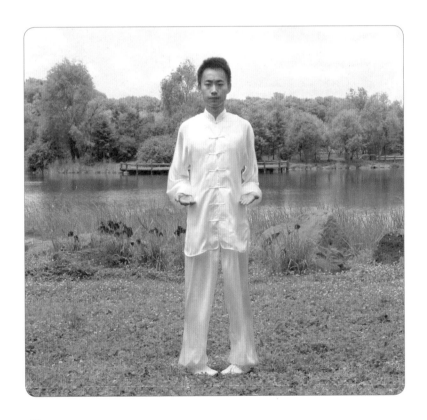

① 身体自然直立。平视前方，沉肩垂肘，含胸拔背，收腹直腰；双手置于腰侧，掌心向上。双膝微屈，足尖内扣。

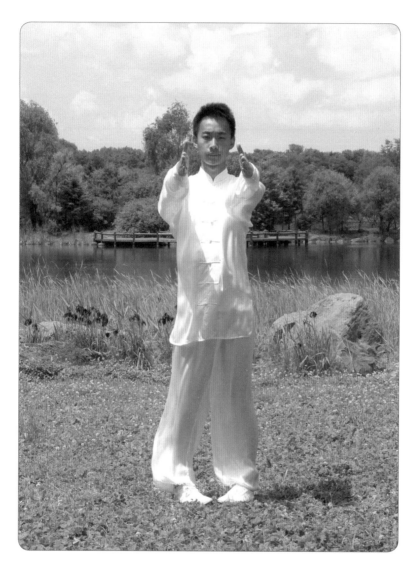

② 两掌运劲徐徐向前推山，前臂逐渐内旋，至虎口
朝上，掌心相对，四指并拢，拇指外展，肘部伸直。

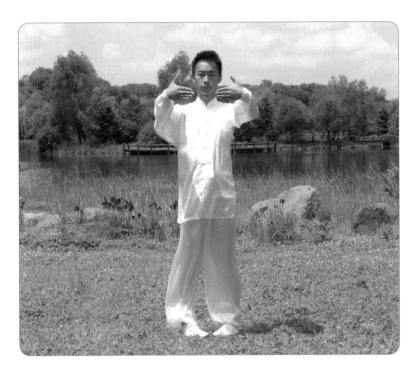

③ 缓缓屈腕，四指指端逐渐相对，掌心向面部，拇指运劲外展，指端着力，屈肘蓄劲而收。恢复预备姿势。

贴心小提示

　　霸王举鼎以锻炼桡侧腕长伸肌、桡侧腕短伸肌、尺侧腕伸肌及所有的伸指肌为主。此势具有平肝潜阳的作用，对于高血压、头痛等病证具有一定的治疗作用。

示范动作

第六势　单掌拉金环

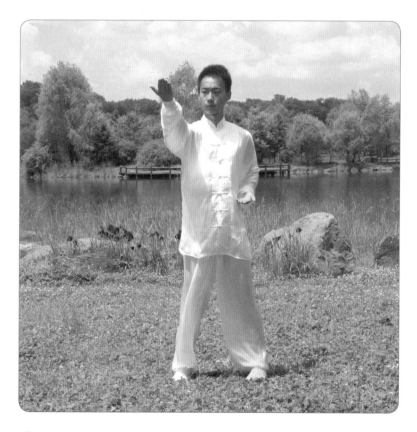

1 将右手缓缓推出，至上肢伸直，腕、肘与肩相平。

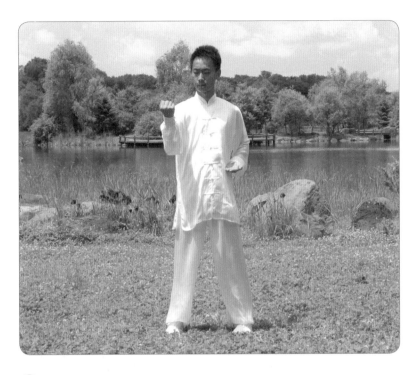

2 由掌化拳，如握物状用力回收，用劲后拉，劲注拳心。恢复预备姿势。

贴心小提示

　　单掌拉金环主要锻炼双臂肱二头肌、肱三头肌等前臂屈肌和伸肌的力量。常练此势可增强上肢的力量，缓解上肢肩关节、肘关节及颈项部的各种不适。

示范动作

第七势　怀中抱月

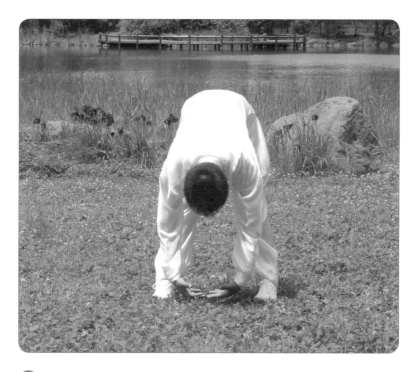

① 从腰部上提双手，在胸前化立掌交叉。缓缓向左右推分，伸直双臂与肩平，掌心朝外，四指指端向上。腰部逐渐前屈，同时双臂缓缓自体侧下落，化立掌为仰掌，指端相对，掌心向上，两臂缓缓蓄劲相抱，如抱物状。双膝挺直。

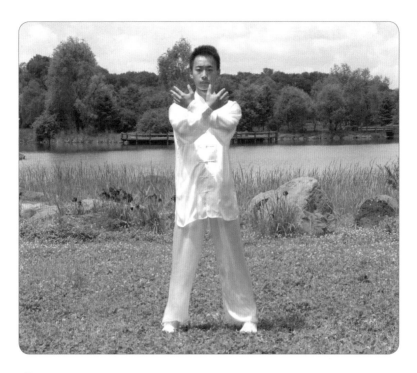

❷ 上身缓缓直起，两掌随身缓起。掌心向脸，于胸
　　前缓缓交叉。恢复预备姿势。

贴心小提示

　　怀中抱月主要锻炼两上臂合力。以锻炼胸大肌、背阔肌、
大圆肌及肱二头肌等为主。具有通力三焦、疏肝理气的作用。

示范动作

第八势　仙人指路

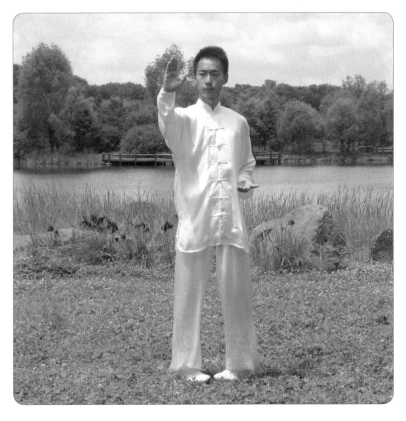

❶ 右掌上提至胸前，立掌而出。四指并拢，拇指外展，手心内凹成瓦楞掌。肘臂运劲、立掌运劲向前推出。

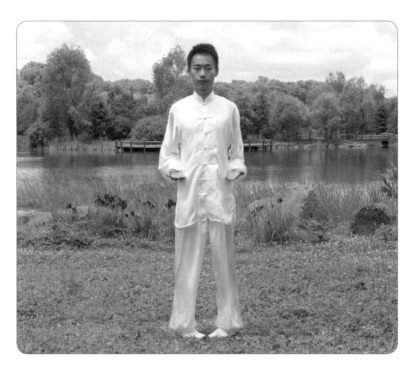

2 双臂推直后旋腕握拳，蓄劲边回收边外旋前臂，拳变掌，仰掌护于腰部。左右掌交替练习。恢复预备姿势。

贴心小提示

　　仙人指路以锻炼骨间掌侧肌、拇长伸肌、蚓状肌等为主。常练此势有平衡阴阳、行气活血的作用。可增强指力，以使力透指端。有平衡左右大脑和锻炼小脑的作用。常用于治疗和预防失眠、健忘、共济失调等疾病。

示范动作

第九势　平手托塔

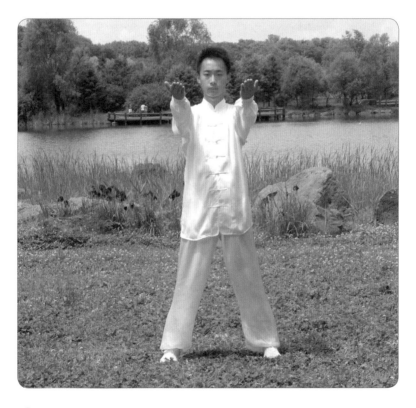

1 两掌缓缓运劲向前推出。掌心向上，四指并拢，指端向前，拇指外展，保持掌平状态，犹如托物在手，推至手与肩相平。

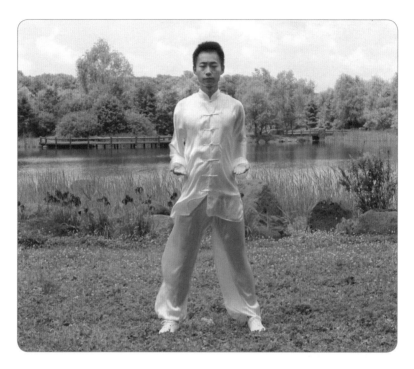

② 拇指运劲向外侧倾斜，四指着力。屈肘蓄劲缓缓
收回至两胁。恢复预备姿势。

贴心小提示

　　平手托塔可促进上半身气血的运行。以锻炼冈下肌、小
圆肌及旋后肌等为主。常练此势可增强前臂的旋力。

示范动作

第十势　海底捞月

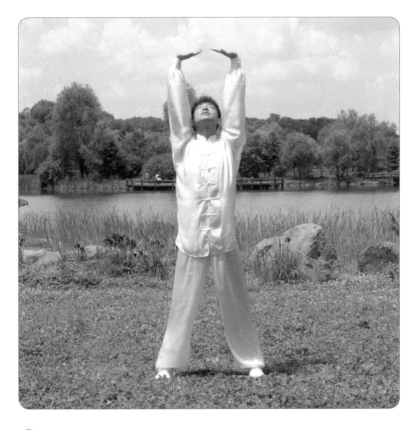

1 旋腕，双手指端相对，掌心向上，自体前逐渐上提。经胸翻掌，徐徐高举，仰头视掌。

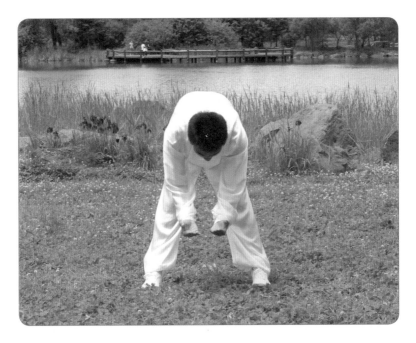

2 弯腰，同时双臂缓缓自体侧下落，两掌自体前逐渐接近。指端向前，掌侧相对，掌心向上似抱物。双膝挺直。两臂蓄劲，掌心指端用力，慢慢抄起，两掌缓缓提至胸前。恢复预备姿势。

贴心小提示

　　海底捞月主要锻炼两臂蓄力，以锻炼冈上肌、三角肌、斜方肌、胸大肌、背阔肌和腹直肌等为主。练习此势可强筋健骨，增强腰、腹和上肢的力量。起势时掌心向上、双手外展，拇指外侧发力为阳；前俯时掌心向下、双手内收，小指内侧发力为阴。此势可促进气血在上肢阴阳经上的循环运行，同时配合身体的前俯屈伸运动更可促进全身气血的运行，有明显的强身健体、行气活血之效。

示范动作

第十一势　运掌合瓦

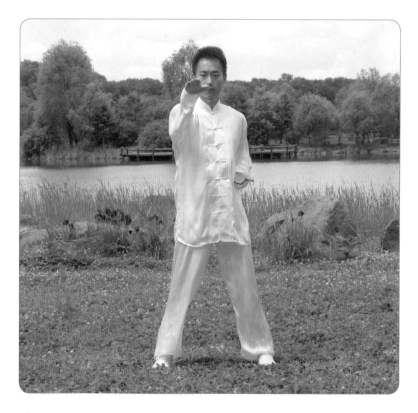

1 右仰掌旋腕变俯掌，由右腰部向左前方运劲伸出。再缓缓呈半圆形运向左下方，掌心向下，随后运回腰侧，转掌心向上护腰。

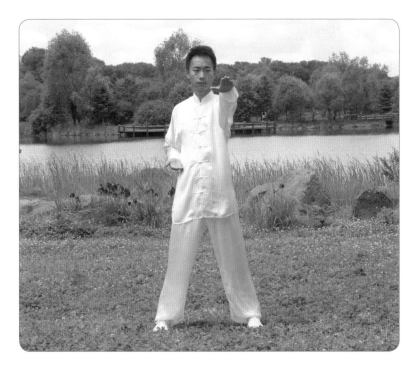

2 左仰掌旋腕变俯掌，由左腰部向右前方运劲伸出，再缓缓呈半圆形运向右下方，掌心向下，后运回腰侧，变掌心向上护腰。恢复预备姿势。

贴心小提示

　　运掌合瓦主要锻炼双臂肱三头肌等前臂伸肌肌群的力量，常练此势能增强上肢力量，缓解肩关节及颈项部的各种不适。

示范动作

第十二势　风摆荷叶

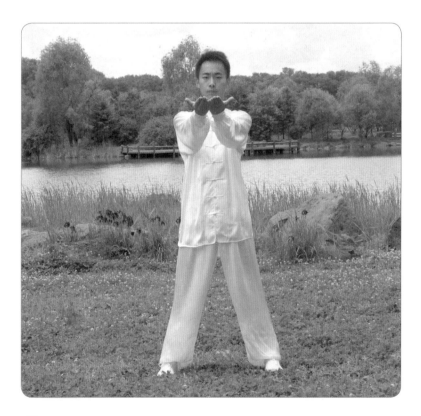

1 提掌至胸，左掌在右掌上相叠，掌心向上，四指
并拢，拇指外展伸直。双手向前上方推出，至肘
伸直时，两掌侧相靠。掌、臂蓄劲。

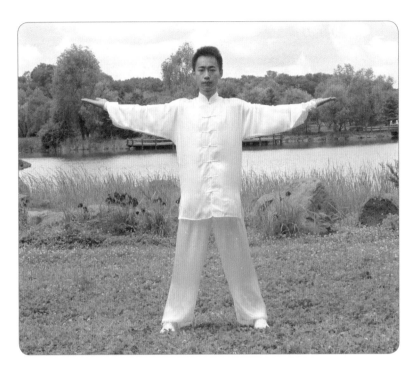

② 两掌缓缓向左右推分。肩、肘、掌成一直线，掌心向上，四指指端向外，拇指外展。头如顶物，两目平视，呼吸自然。

贴心小提示

　　风摆荷叶主要锻炼两臂的臂力和前臂的外展力量，以锻炼肱三头肌、三角肌、冈上肌等为主。常练此势能使上焦气机得以舒展，达到宽胸理气、调畅气机、强心宣肺的作用，对心、肺、肝疾患有一定的防治作用。

示范动作

第十三势　双手托天

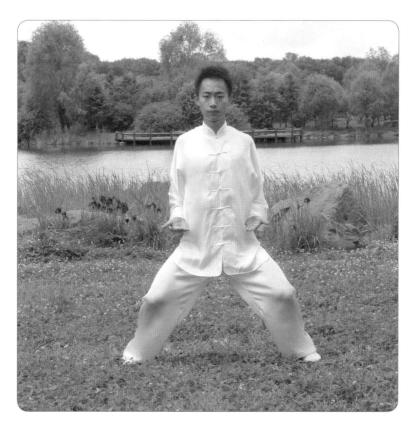

1 马步，平视前方，沉肩垂肘，含胸拔背，收腹直腰。双手置于腰侧，掌心向上。

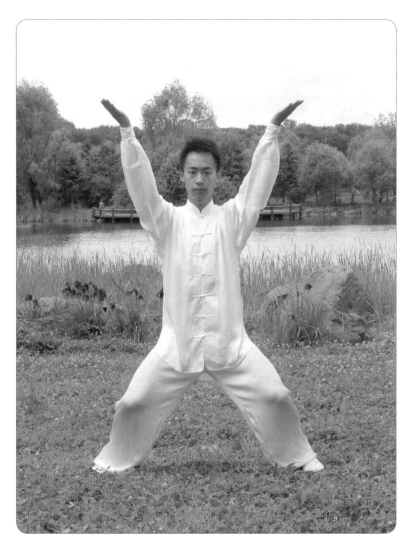

❷ 两掌上托，徐徐自体侧上举。掌心斜向上，掌根
相对，四指指端朝外，拇指外展，指端用力。夹
肩直肘，头如顶物。

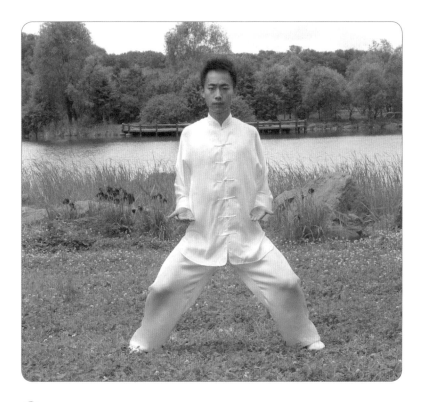

3 掌根外旋，四指指端朝前，两掌掌侧相对，掌心朝上。然后分别自身体两侧蓄劲缓缓下降，逐渐收至腰际护腰。恢复预备姿势。

贴心小提示

　　双手托天是双手上托，充分伸展机体，使胸腔和腹腔容积增大。具有升举气机、调理三焦的作用，对脊柱和腰背肌群也有良好的舒展作用，有助于防治腰背酸痛、驼背等。

示范动作

第十四势　单凤朝阳

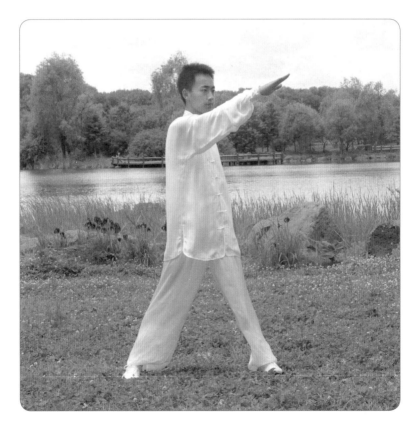

1 右掌旋腕变俯掌，由右腰部向左前方运劲伸出。
再缓缓呈半圆形运向左下方，收回护腰。

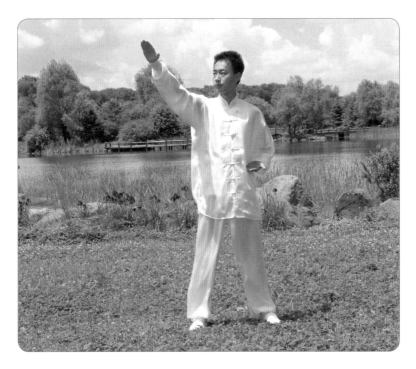

❷ 左掌旋腕变俯掌，由左腰部向右前方运劲伸出。
再缓缓呈半圆形运向右下方，收回护腰。恢复预
备姿势。

贴心小提示

　　单凤朝阳以锻炼三角肌、冈上肌、胸大肌、背阔肌和肱
三头肌等为主。此势劲力均自胸背部而出，有利于肝胆之
气运行，对胸胁满闷、腹胀之肝郁有较好的防治作用。

示范动作

第十五势 顶天抱地

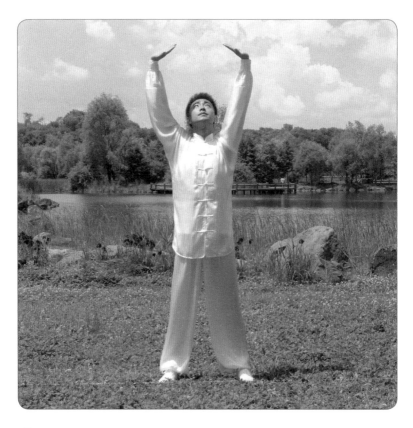

❶ 仰掌上托，过肩部时旋腕翻掌。掌根外展，指端
相对，徐徐上举过头。

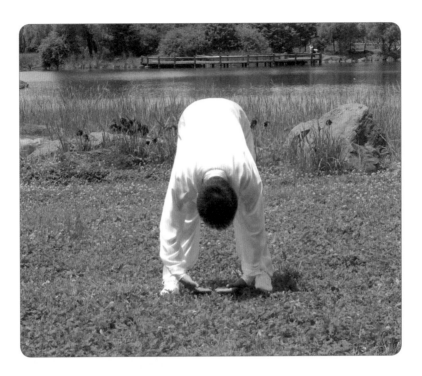

② 双手慢慢向左右外分下抄。同时身向前俯，双手
顺势转腕逐渐合拢相叠，拇指外展，右掌在上，
如抱重物状，缓缓提到胸前，再成仰掌护腰势。
上身随势伸直，两目平视。恢复预备姿势。

贴心小提示

　　顶天抱地是两上肢运劲和腰部前屈配合锻炼之势，以
锻炼骶棘肌、前臂伸肌群和屈肌群等为主。常练此势可强
健筋骨，补肾强腰，增强腰、腹和上肢的力量，可促进督、
任两脉气血的运行。

第十六势　力劈华山

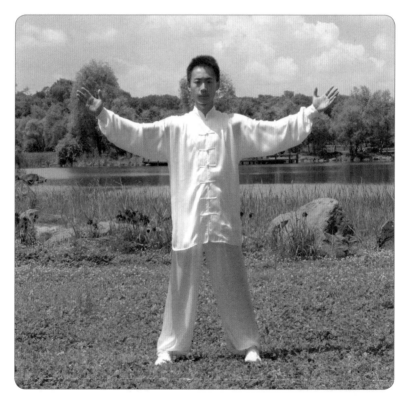

① 双手在胸部立掌交叉，随后缓缓向左右分推。两肩松开，肘部微屈，四指并拢，拇指外展，掌心向前，肩与双臂成一水平线。

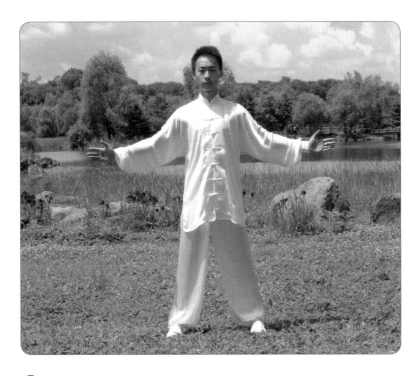

② 两臂同时用力下劈，连劈 3 次。头部固定，两脚扎稳，两目平视，呼吸自然。恢复预备姿势。

贴心小提示

力劈华山是侧方上下运劲锻炼之势，以锻炼斜方肌、背阔肌、胸大肌、大圆肌、肩胛下肌及上臂肌群等为主。常练此势可利三焦气机，对于胸闷、脘腹不适等有防治作用。

第十七势　三起三落

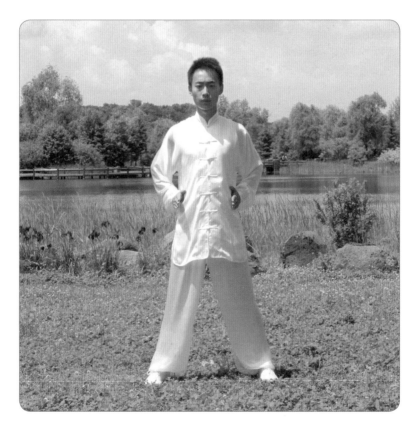

1 身体自然直立。双手置于腰侧，掌心向上，两足
分开，与肩同宽。

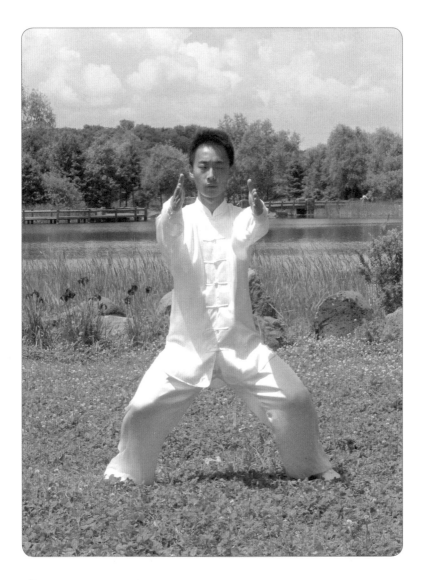

2 变为马步，同时双手前推。掌心相对，四指并拢，拇指运劲外展。头不要随势俯仰晃动，两目平视，呼吸自然。

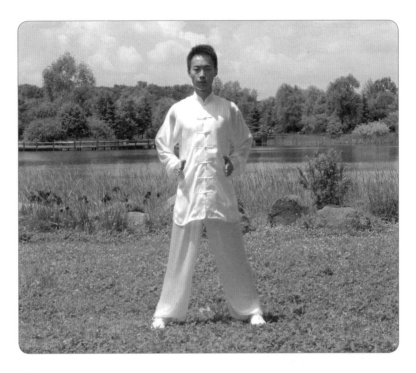

❸ 两掌运劲后收，同时两腿慢慢站直。直立时两掌正好收至两胁。前后往返 3 次，注意必须用力均匀。

贴心小提示

　　三起三落是两臂前后运劲配合下肢下蹲与站起之势。主要锻炼髂腰肌、股直肌、阔筋膜张肌、缝匠肌、半腱肌、半膜肌、肱二头肌、股薄肌、腓肠肌。此势蓄劲前推，运劲后收，可健脾和胃、加强腰腿气血运行，对内脏虚弱等疾患有较好的防治效果。

示范动作

第十八势   乌龙钻洞

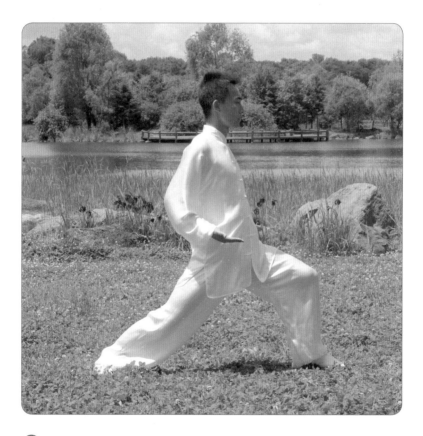

1 左弓步。身体自然直立，平视前方，沉肩垂肘，含胸拔背，收腹直腰。双手置于腰侧，掌心向上。

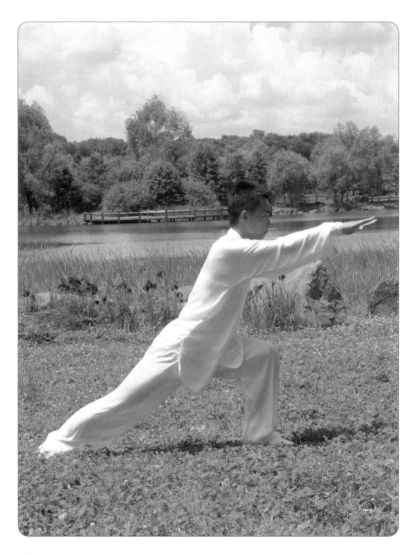

② 翻掌，掌心朝下，指端向前，徐徐尽量前推。上
身随势前俯，两足略内扣。

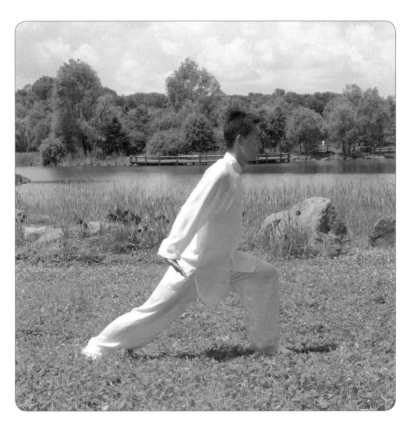

3 双臂逐渐蓄劲，缓缓回收，重心不动。两臂后伸，俯掌下按，护于两胁。

贴心小提示

　　乌龙钻洞是上肢前后运劲配合腰部前屈锻炼之势。主要锻炼肩胛下肌、大圆肌、冈下肌、小圆肌、旋后肌、旋前圆肌。此势可增强腰部、下肢、上肢的力量。久练此势可加强身体奇经八脉中带脉的功能，有调经治带之功。

示范动作

第十九势　饿虎扑食

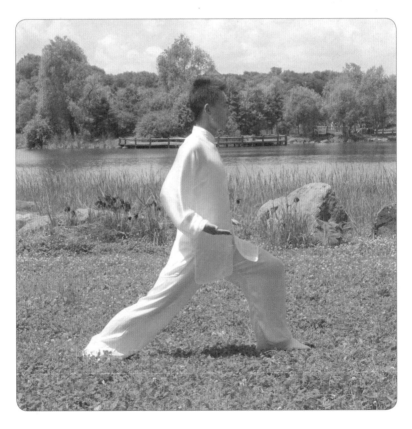

1 左弓步。平视前方，沉肩垂肘，含胸拔背，收腹直腰。双手置于腰侧，掌心向上。

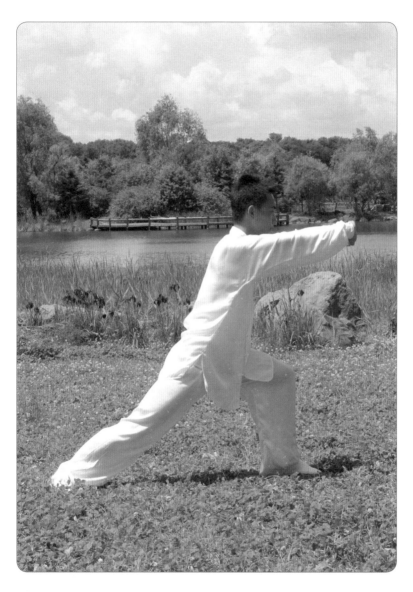

❷ 仰掌化直掌前推，同时两前臂内旋，两腕背伸，
指端相对，虎口朝下，上身随势前俯。

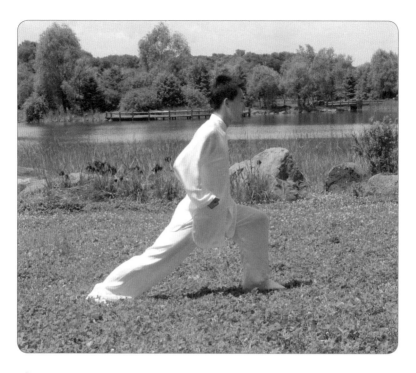

❸ 五指运劲握拳，旋腕，拳眼朝上，屈肘内收，护
于腰部。

贴心小提示

　　饿虎扑食是两臂旋转运劲与腰部前屈配合锻炼之势，
主要锻炼旋前圆肌、旋后肌、肩胛下肌、大圆肌、背阔肌、
前臂伸肌。久练此势对于关节屈伸不利以及各种慢性病都
有较好的防治作用。